DE

L'ALIMENTATION

DES

CLASSES OUVRIÈRES

CHOIX, CONSERVATION
ET PRÉPARATION HYGIÉNIQUE ET ÉCONOMIQUE DES
SUBSTANCES ALIMENTAIRES,

PAR

F.-M. CH. PLACE,
Professeur d'hygiène publique au Musée royal de l'Industrie.

BRUXELLES,
PHILIPPE HEN, ÉDITEUR.

1860

DE
L'ALIMENTATION
DES
CLASSES OUVRIÈRES.

Bruxelles. Typ. de Ch. Vanderauwera.

DE

L'ALIMENTATION

DES

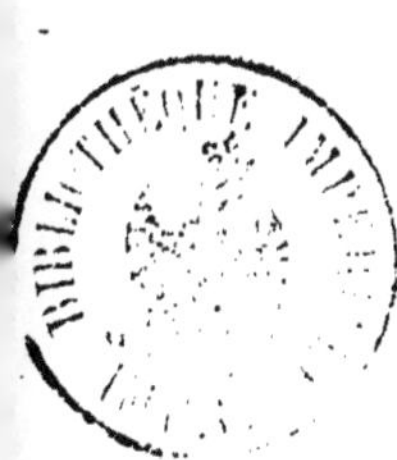

CLASSES OUVRIÈRES

CHOIX, CONSERVATION
ET PRÉPARATION HYGIÉNIQUE ET ÉCONOMIQUE DES
SUBSTANCES ALIMENTAIRES,

PAR

F.-M. CH. PLACE,

Professeur d'hygiène publique au Musée royal de l'Industrie.

BRUXELLES,
PHILIPPE HEN, ÉDITEUR.

1859

AVANT-PROPOS.

Les économistes se préoccupent avec raison de l'approvisionnement public et de la répartition régulière des subsistances sous le double rapport de leur quantité et de leur prix. Les médecins hygiénistes complètent ces recherches importantes par l'étude de la nature des subsistances, afin d'en rendre l'usage plus salubre et plus efficace. Mais la vulgarisation des principes est difficile, car la science a une langue toute spéciale. Rien de ce qu'elle énonce ne peut s'isoler des connaissances générales dont elle est le résumé absolu.

Nous avons donc fait tous nos efforts pour rendre aussi simple et aussi claire que possible cette langue scientifique, et pour faire connaître en peu de mots les lois générales de la nature humaine qui donnent la raison des préceptes que nous établissons. Nous avons puisé aux meilleures sources, c'est-à-dire que nous avons demandé aux auteurs modernes les mieux autorisés l'essence même d'une science qui n'a fait un corps véritable que depuis le commencement de ce siècle. Le niveau des études moyennes s'est, d'ailleurs, singulièrement élevé depuis quelques années, par l'annexion à leurs programmes des sciences physiques et naturelles. Des notions simples et précises sur ces sciences préparent suffisamment à comprendre l'*hygiène* (1) qui s'appuie sur elles, et à en rendre les applications faciles. Les personnes chargées de vulgariser les préceptes hygiéniques pourront elles-mêmes, dans leurs explications, simplifier encore, car la parole, pour le profit de l'enseignement scolaire, l'emportera toujours sur le livre.

Si dans ce traité nous avons fait la part de la science théorique, nous avons surtout fait très-largement celle de la science pratique, afin de répondre à l'idée généreuse et tutélaire sous les auspices de laquelle ce livre est placé. Destiné à servir de guide aux jeunes institutrices, qui plus tard porteront les lumières de leur savoir dans les écoles primaires, c'est par leur dévouement à l'enseignement qu'elles réaliseront les réformes si urgentes à introduire dans le bien-être des familles pauvres. Le peuple est généralement mal nourri,

(1) D'un mot grec qui signifie *santé*. C'est l'art de conserver à chacun sa santé.

non toujours par insuffisance de subsistances, mais par l'ignorance où il est d'un sage et utile emploi de ces subsistances. C'est à l'institutrice de préparer ses jeunes élèves à la mission sainte qui leur est dévolue dans la vie ; c'est à l'institutrice de créer de bonnes ménagères, providence incessante et dévouée de la famille.

Nous avons compris dans le cadre de ce livre l'action générale des substances alimentaires sur l'organisme ; le choix des substances ; la proportion dans laquelle elles doivent être employées ; les méthodes de conservation, les modes les plus simples et les plus économiques de les préparer et de les améliorer ; enfin les procédés les plus faciles pour reconnaître les altérations des substances, et découvrir les falsifications dont elles auraient été l'objet.

Puissions-nous, en réalisant ce simple programme, avoir fait œuvre utile et digne de l'estime publique !

Ch. P.

DE L'ALIMENTATION

DES

CLASSES OUVRIÈRES.

CHAPITRE PREMIER.

DE L'ALIMENTATION RÉGULIÈRE ET SALUBRE.

CARACTÈRES GÉNÉRAUX.

1. Avant toute autre chose utile à son bien-être, l'homme doit se procurer une nourriture saine et suffisante. C'est par elle qu'il maintient ses forces et les augmente; en conséquence, il produit plus par son travail, et son gain est plus fort.

2. Un homme mal vêtu, mal logé, mais bien nourri, peut résister aux mauvaises influences de l'air qu'il respire et des lieux qu'il habite. Certain d'économiser sur le produit de son travail, il peut promptement améliorer son vêtement et son habitation.

3. Un homme nourri d'une façon salubre est aussi un homme honnête et moral; car qui dit nourriture salubre exclut tout excès de table et de boisson, et ce sont ces excès qui détruisent la santé et corrompent les mœurs.

4. Ce qui s'applique à l'homme isolé s'applique à la famille et à la nation.

Dans une famille, par une sage économie et un judicieux emploi des subsistances, la santé se maintenant robuste, l'ordre et le travail amènent bientôt l'aisance et la considération publique.

Un peuple bien vêtu, bien logé, bien nourri, a dit un grand écrivain, est un peuple moral (1).

5. Pour qu'une alimentation soit salubre, il faut l'envisager sous les rapports de la qualité, de la variété et de la quantité des subsistances dont l'homme fait un usage journalier.

6. De l'équateur, c'est-à-dire du lieu où les rayons du soleil se font le plus fortement et le plus longtemps sentir, jusqu'aux pôles, qui sont constamment occupés par les glaces, la puissance productive va toujours en décroissant; et dans nos régions, situées entre ces deux extrémités, la terre n'est féconde qu'à la condition d'un travail soutenu. L'intelligence des peuples de ces contrées placées sous un climat tempéré dirige ce travail et en est largement rémunéré.

7. Aussi les fruits de la terre et des arbres, et les animaux qui servent à la nutrition, y sont-ils en rapport avec les tempéraments des hommes, dont les besoins de nourriture sont conformes aux divers climats qu'ils habitent.

(1) Diderot.

8. Ce qu'un pays ne produit pas, un autre le donne; de là l'échange de récoltes et de bestiaux, de contrée à contrée. La science des lois qui règlent ces échanges, si nécessaires au bien-être des peuples, s'appelle *économie politique.*

9. Selon la nature des climats, qui sont régis par la température que distribue l'action solaire modifiée par les pluies, les vents du nord ou du sud, le séjour plus ou moins prolongé des nuages, les orages plus ou moins fréquents, et la constitution du sol, les denrées alimentaires se répartissent en proportions et en qualités diverses, selon les saisons, et d'après l'âge, la constitution, et les dépenses de force par le travail, des habitants de ces contrées.

Exemples : On mange moins dans les pays chauds que dans les pays froids.

On mange moins en été qu'en hiver.

On mange plus dans l'enfance relativement à l'âge adulte, et les adultes mangent plus que les vieillards.

L'ouvrier qui travaille en plein air mange plus que celui qui travaille sédentairement.

L'homme mange plus que la femme, et les subsistances qui servent de base à l'alimentation générale fournissent, par leur variété, aux différences que nous venons d'indiquer. Un peu plus loin nous en donnerons le *pourquoi.*

10. Le choix des denrées par la connaissance de leur nature à l'état sain et des altérations qu'elles subissent par les influences contre lesquelles elles n'ont pas été garanties; l'art de les conserver, par prévoyance et réserve ; celui d'en utiliser toutes les parties et de les préparer convenablement, avec propreté, et dans des ustensiles qui ne peuvent en rien modifier ou détruire leurs qualités, constitue ce que nous appellerons l'*économie des familles*.

11. Mais à part quelques connaissances que le particulier peut acquérir, par l'habitude, sur la nature saine ou malsaine des aliments les plus usités, la science seule peut embrasser d'un coup d'œil scrutateur toutes les modifications de qualités que subissent les aliments.

L'autorité qui doit veiller au bien-être général et à la sûreté publique, dirigée par la science, connaît les subsistances altérées et souvent insalubres, et elle en interdit l'usage.

La science arme le magistrat contre la cupidité de quelques marchands criminels qui trompent l'acheteur tant sur la quantité, volume ou poids, que sur la qualité, en introduisant des substances sans autre valeur que leur volume ou leur poids, ou d'un usage dangereux, mais aptes à donner l'apparence et souvent le goût des denrées recherchées, et qui sont ainsi falsifiées.

Cette tromperie sur le volume, le poids ou la qualité des denrées de première nécessité doit être considérée comme vol de confiance, délit qui prend le caractère de crime lorsqu'on l'aggrave par l'addition de substances vénéneuses pouvant occasionner des maladies et même la mort.

En toute circonstance, le consommateur lésé remplira un devoir public en signalant à l'autorité les effets produits par les substances achetées et qui seront autres que ceux qu'il doit en attendre (1) dans leur usage habituel.

La partie de la législation sanitaire qui connaît des falsifications et qui en punit les auteurs, celle qui règle la tenue des boutiques, halles et marchés, s'appelle *police bromatologique* ou *alimentaire* (2).

12. La quantité quotidienne de substances alimentaires propres à l'entretien de la vie varie suivant les lieux, les climats, les saisons, et suivant les âges, les tempéraments, l'état de santé, l'activité des individus.

L'ingestion d'aliments au-dessus des besoins individuels est aussi nuisible qu'une alimentation insuffisante; dans les deux cas l'équilibre des fonctions est détruit; de là des troubles qui, répétés, peuvent amener des maladies dangereuses.

L'appétit est généralement le signe d'une bonne santé. La faim est la sensation à heure déterminée qui indique le besoin d'aliments. Il cesse quand la ration utile a été ingérée. Si cette ration réglée selon toutes les causes déjà indiquées est dépassée, on éprouve un malaise signe d'une mauvaise digestion qui rend le travail difficile et même impossible.

Si l'alimentation a été insuffisante, on sent une faiblesse qui s'aggrave par un sentiment d'anxiété générale, et la faim, apaisée pour un instant, reparaît

(1) A défaut d'un laboratoire d'expertise pour la recherche des falsifications, créé déjà dans quelques villes.

(2) Cette police est réglée par le Code pénal, les lois du 19 mai 1829 et du 17 mars 1856.

plus vive qu'avant. L'esprit en est troublé, les forces sont épuisées, et l'on est sans énergie et sans courage au travail.

13. Le dégoût pour les aliments est un avertissement naturel que la santé est troublée. La *diète*, c'est-à-dire l'abstinence de tout aliment, est le premier remède lorsque survient une maladie.

Il y a encore beaucoup de personnes qui croient qu'un malade doit absolument manger pour se soutenir; seulement elles supposent que des aliments délicats, parce qu'ils coûtent cher, doivent faire disparaître le mal. Trop souvent on aggrave ainsi l'état de celui qu'on prétend soulager.

En cas de maladie, il faut se laisser conduire par la sagacité du médecin, qui réglera en temps opportun l'alimentation selon l'état de la maladie ou de la convalescence.

14. Indépendamment des causes qui rendent, pour les particuliers, l'alimentation insuffisante, il y a des causes générales qui en font un désastre public. L'insuffisance de denrées dans un pays s'appelle la disette, et si cette disette se maintient, le malaise public s'appelle la famine.

On appellera donc avec justesse *économie sociale* l'intervention de l'État, en prévoyance de cette calamité, dans la formation de greniers et magasins de réserve. L'État concourra encore au bien-être public par des lois qui permettront le libre échange de denrées alimentaires, afin de combler le déficit et de maintenir toujours la réserve alimentaire à une moyenne suffisante aux besoins des particuliers. L'agriculture y pourvoira suffisamment par des assolements variés.

15. Dans ces circonstances malheureuses, d'ailleurs très-rares, il convient que les efforts des administrations publiques soient soutenus par la modération et la patience des particuliers. On doit supprimer tout ce qui est superflu, organiser des associations pour diminuer le prix des objets de consommation, et par une active et mutuelle assistance rendre moins difficiles et moins pénibles ces crises de la vie publique.

16. La variété dans le choix des substances alimentaires permet d'approprier la nutrition, selon les lois que nous avons indiquées, à la nature des individus. Elle répond au besoin des diverses fonctions. Elle rend surtout plus facile l'économie domestique, en faisant former la ration journalière par des substances qui peuvent se remplacer les unes par les autres, et qui, sans nuire à la santé et au maintien des forces, peuvent singulièrement en diminuer le prix de revient.

17. Les denrées d'un haut prix ne sont pas toujours les plus convenables. Il y a des substances très-peu coûteuses qui sont souvent plus digestibles et plus nutritives. Il s'agit seulement de savoir les combiner, et c'est ce que nous nous efforcerons de démontrer.

18. Il y a des denrées qui, bien qu'elles contiennent les principes qui les rendent digestibles et nutritives, ne peuvent accomplir ce double effet que lorsqu'elles sont associées à d'autres qui les rendent sapides, c'est-à-dire agréables au goût et aptes à provoquer l'action de l'estomac.

Ces substances que l'on fait intervenir dans la préparation des aliments, et qui en petite quantité en forment l'assaisonnement, sont les *condiments,* le sel, les épices ; de plus, les condiments concourent encore par d'autres effets qui seront indiqués au développement ou la réparation des organes.

19. La soif indique le besoin des liquides, les *boissons ;* l'eau en est la principale, elle sert de base à toutes les autres.

L'eau est indispensable à la fluidité du sang. Elle sert à charrier et à déposer dans la trame des tissus les substances réparatrices. Les boissons fermentées aident également, à l'instar des condiments, à la digestion et à diverses autres fonctions, par une imbibition successive pendant le repas.

20. L'ingestion de boissons doit toujours être mesurée au sentiment de la soif, et, en bien peu de circonstances, déterminée par la température et l'activité du travail. Il n'est pas besoin d'en prendre en dehors des repas.

21. L'abus des boissons fortes est une des causes les plus actives des désordres de la santé, et l'ivrognerie, qui prive l'homme de sa raison et le place plus bas que la bête, amène d'abord l'inertie des fonctions de l'estomac, puis l'affaiblissement de toutes les autres fonctions, jusqu'à la folie et à la mort.

22. La mesure quotidienne de l'alimentation sous les divers rapports de la quantité, de la qualité, de la diversité des substances, de leur digestibilité, forme donc une ration que nous désignerons sous le nom de *ration normale*.

23. Nous l'examinerons très-particulièrement quant aux conditions climatologiques de la Belgique, à la nature des productions du territoire, à celle des denrées importées, et nous donnerons les formules les plus simples et les plus économiques, afin de rendre facile et saine l'alimentation des classes laborieuses.

24. Lorsque nous aurons étudié chaque denrée en particulier, nous préciserons sa valeur alimentaire, puis, prenant pour point de comparaison la plus coûteuse, nous indiquerons, dans l'ordre inférieur par leur prix, les substances qui peuvent se remplacer les unes par les autres.

25. De cette étude nous constaterons que l'*alimentation mixte*, c'est-à-dire végétale et animale, si convenable au pays, y peut trouver suffisamment les ressources qui doivent la rendre complète et efficace.

26. L'ignorance, de nos jours, n'est plus permise. La science est accessible à tous, dès qu'on sait lire. On apprend ainsi à distinguer par les résultats les avantages du savoir sur la routine. L'homme, dans ses travaux aux champs, à l'atelier, a déjà presque partout utilisé les connaissances scientifiques, et, rejetant les erreurs de vieilles coutumes, adopté les principes vrais, les pratiques nouvelles et utiles qui rendent son travail plus fécond et moins pénible.

La mère de famille, chargée du soin du ménage, ne restera pas étrangère à ce grand mouvement du progrès. Son instruction augmentera le bien-être commun, et elle sera récompensée de ses efforts par la santé de ses enfants, par leur gaieté et leur ardeur au travail, et par la tendre reconnaissance qu'elle aura si bien méritée.

CHAPITRE II.

DE LA NATURE DES ALIMENTS ET DES EFFETS QU'ILS DOIVENT PRODUIRE.

27. L'alimentation, pour être tout à la fois salubre et complète, contiendra différentes substances capables :

1° De produire dans l'acte de la respiration la quantité de chaleur nécessaire au maintien régulier de la température du corps ;

2° De remplacer les molécules usées du tissu des organes ; de s'assimiler à eux, et de fournir, pendant la croissance du corps, la somme nécessaire à cet accroissement ;

3° De remplacer la matière que l'exhalation pulmonaire et sudorale, ou que les déjections solides ou liquides entraînent continuellement ou périodiquement hors de notre organisme.

Tout aliment, pour être complet, comprendra donc

tout ce qui doit entrer dans nos organes, et tout ce qui se perd par les sueurs et les déjections.

28. Toute substance alimentaire animale et végétale est formée primitivement d'éléments inorganiques,

L'azote,
Le carbone,
L'hydrogène,
L'oxygène,
Un peu de soufre et de phosphore.

29. Et de l'union, en proportions diverses, de ces éléments primitifs, il naît des principes immédiats qui ont reçu des noms divers ; on les appelle :

Fibrine,
Albumine,
Caséine,
Gélatine, etc.

Ces principes immédiats sont combinés, organisés de façon à constituer les divers organes et à être remplacés par d'autres, lorsqu'ils sont, non pas usés (*la matière est impérissable*), mais impropres et déplacés par les phénomènes de la vie. Combinés entre eux, ils forment tout à la fois les chairs des animaux, les feuilles, les fleurs, les fruits des végétaux.

30. Suivant l'état actuel de nos connaissances, trois de ces principes immédiats, la fibrine, l'albumine, la caséine sont réductibles en une même substance, type normal et primitif de composition formant nos tissus et ne pouvant être remplacée que par un principe de même nature. Ce principe est nommé la *protéine* (1).

31. Les aliments destinés à réparer les pertes de l'économie sont donc toujours composés au moins des trois principes, oxygène, hydrogène, carbone.

32. On les appelle aliments *azotés* ou *réparateurs* lorsqu'ils ont l'azote en plus, qu'ils proviennent soit des animaux ou des végétaux.

Dans les animaux, le type de la fibrine se trouvera dans les chairs, le caillot du sang.

Le type de l'albumine sera le blanc d'œuf.

Le type de la caséine sera le caséum du lait, ou le fromage.

Dans les végétaux, le type de la fibrine sera le gluten des céréales, blés, seigle, etc.

Le type de l'albumine végétale se trouvera dans le suc de diverses plantes.

Le type de la caséine végétale se trouvera dans beaucoup de graines légumineuses, dans les haricots, fèves, etc.

33. Quant à la gélatine, également azotée, elle paraît n'avoir d'autre destination, après avoir été digérée et absorbée, que de réparer les tissus formés eux-mêmes de gélatine.

Son type est la colle-forte de Flandre, extraite des os.

34. On joignait autrefois à ces quatre principes immédiats, un cinquième, l'*osmazôme*, et on lui

(1) De Protée, personnage mythologique qui prenait toutes les formes.

attribuait le même rôle qu'à la fibrine, l'albumine, la caséine : l'osmazôme est un extrait de viande, corps éminemment complexe et composé, qui contient, outre divers produits connus, pour neuf dixièmes de matières extractives de nature complétement inconnue. Ces matières concourent cependant à l'action nutritive des corps où se trouve l'osmazôme. C'est le bouquet des viandes, digestif et excitant.

35. Les aliments non azotés, et composés seulement par l'oxygène, l'hydrogène et le carbone, sont destinés à fournir des matériaux à l'entretien de la chaleur du corps. Ces substances, pour les solides, sont les fécules, les gommes, les sucres, les graisses animales et végétales, et, comme liquides, les alcools. Ces aliments ont été appelés aliments *respiratoires,* producteurs de la chaleur animale (nutrition respiratoire).

36. Le phénomène par lequel se produit la chaleur s'accomplit par la respiration.

L'air atmosphérique contient de l'oxygène, de l'azote, des traces d'acide carbonique et de vapeur d'eau. Le sang, en traversant les poumons, absorbe l'oxygène au moyen des globules. Ces globules vont de là transporter ce gaz dans le système capillaire (vaisseaux fins comme des cheveux) et dans la trame des tissus.

Là, l'oxygène s'unit avec les éléments des tissus des organes et, en particulier, avec le carbone. Il en résulte de l'acide carbonique, qui est entraîné par le sang veineux et *exhalé* (envoyé au dehors) à travers les pores de la peau et ceux de la *muqueuse pulmonaire.*

CHAPITRE III.

DE LA DIGESTION (1).

37. Nous serons aussi bref que possible dans la description de cette importante fonction ; toutefois il est indispensable d'en connaître les principaux phénomènes pour bien comprendre par quelles voies, et sous l'influence de quels agents, les diverses substances alimentaires sont rendues aptes à réparer les forces à tout âge, et à concourir au développement du corps pendant la jeunesse et à quelques autres époques de la vie (2).

38. Les aliments portés par la main à la bouche y sont broyés, triturés et réduits en pulpe (vulgairement *pape*) par les dents.

39. Les dents devront donc être ménagées avec soin et entretenues saines et propres; car elles servent à accomplir un des premiers actes d'une bonne digestion. Lorsqu'on est privé de ces ostéoïdes et par conséquent lorsque les aliments sont peu ou mal ou pas du tout mâchés, le travail ultérieur de la digestion est plus lent et en même temps plus difficile.

(1) On pourra, pour les élèves qui n'ont encore aucune notion des éléments de la chimie, passer ce chapitre.

(2) On pourra, pour une étude plus complète, consulter les éléments de physiologie humaine par M. le professeur Gluge, dans l'*Encyclopédie populaire*.

40. En même temps qu'ils sont broyés par les dents, les aliments sont imbibés par la *salive* et imprégnés d'une certaine quantité d'air.

La salive aide à réduire en pulpe la masse alimentaire, mais elle exerce une action chimique sur certaines parties des aliments. Elle transforme une portion de la *fécule* ou de l'*amidon*, substance alimentaire très-répandue dans les végétaux, qui serait insoluble dans l'estomac, en *dextrine* et *glucose* (gomme et sucre), qui sont solubles.

41. Les aliments, arrivés dans l'estomac, y provoquent la sécrétion d'un liquide appelé *suc gastrique*. C'est là un caractère de la substance alimentaire. Tout corps qui est propre à être digéré détermine la sécrétion de ce suc; tout autre est entraîné comme résidu.

42. Le suc gastrique présente, en sa composition, deux sortes de principes :

L'un est acide (*acide lactique*);

L'autre, analogue au ferment, a été appelé *gasterase* ou *pepsine*.

43. Sous l'action de ce suc, les substances alimentaires ayant déjà subi, quant à quelques-unes d'elles, la modification indiquée plus haut (30), et mélangées aux boissons, forment une pâte qu'on désigne sous le nom de *chyme*.

44. Les changements suivants s'opèrent dans l'estomac lorsqu'est formée la pâte chymeuse.

1° L'eau et les boissons aqueuses sont absorbées par les veines de l'estomac. En même temps elles laissent précipiter les matières organiques solides qu'elles tiennent en dissolution, surtout si elles sont en quantité appréciable. Ces substances, ainsi séparées de leur véhicule, sont digérées comme les aliments ordinaires.

C'est ce qui a lieu pour le bouillon de viande.

C'est ce qui a encore lieu pour le faro (bière de Bruxelles), qui contient environ, pour un litre, 48 grammes (une once et demie) de substance azotée (gluten), équivalant à une quantité égale de pain.

2° Le suc gastrique laisse intactes la dextrine formée par l'action de la salive sur l'amidon, la gomme, les graines, la fécule non encore transformée en dextrine et qui le sera hors de l'estomac, la matière ligneuse, les enveloppes des graines, les substances terreuses insolubles.

3° Le suc gastrique attaque les aliments dits azotés ou réparateurs, la fibrine, l'albumine, la caséine, l'osmazôme. Les acides gonflent, imbibent, pénètrent ces substances, mais la pepsine a seule la propriété de dissoudre les aliments azotés en raison de la fermentation qu'elle provoque. Voir n° 42.

45. La masse alimentaire ainsi modifiée est chassée par la contraction de l'estomac dans le duodénum et dans les intestins grêles. Elle subit d'autres transformations sous l'action du *suc pancréatico-biliaire* (suc pancréatique, espèce de salive venue d'une glande; fiel, bile venue du foie).

46. Par l'intervention de ce suc,

1° L'acide provenant du suc gastrique et qui se trouve dans la pâte chymeuse est neutralisée par la soude libre de la bile.

2° La pâte chymeuse, mêlée aux matières organiques de la bile, est plus riche en éléments hydrocarbonés (principes calorifiques, éléments respiratoires).

3° Les fécules passées intactes, ayant été dans l'opération incomplète de la déglutition soustraites à l'action de la salive, et non attaquées par le suc gastrique, hydratées (gonflées par l'eau), sont transformées en dextrine ou glucose par le suc pancréatique, analogue à la salive.

4° Mais le phénomène principal est l'action du suc pancréatico-biliaire sur les matières grasses.

Laissées intactes par la bouche et l'estomac, elles sont en partie saponifiées (savon) (1) par la soude libre, et surtout *émulsionnées*, c'est-à-dire divisées en molécules à peine visibles et ainsi propres à être recueillies par les vaisseaux (2) très-déliés ouverts sur tout le trajet des intestins.

On peut se rendre compte du mélange qu'on appelle émulsion en agitant fortement un corps gras, l'huile d'amande douce, par exemple, avec une eau distillée.

Les molécules de l'eau et celles de l'huile finissent par être égales et ne se séparent qu'après un long

(1) Les graisses traitées par un alcali, de la soude, forment du savon. (Elles sont saponifiées, et donnent le savon ordinaire.)

(2) Vaisseaux chylifères. Voir n° 47.

repos en raison de leur pesanteur spécifique différente, l'huile en haut, l'eau au-dessous.

47. L'absorption de cette pâte, devenue un liquide épais, appelé *chyle*, commencée dans le duodénum continue à se faire petit à petit dans toute l'étendue des intestins grêles ; et à mesure de l'absorption faite, les substances indigestibles s'isolent. Ces substances qui sont devenues inutiles, parvenues dans les gros intestins, sont expulsées au bout d'un certain temps.

48. Un caractère essentiel de l'aliment, c'est que toutes ses parties dissoutes et fondues dans cette bouillie chyleuse passent dans le sang, soit pour y réparer ses parties usées, soit pour entretenir la chaleur spécifique du corps ; car la quantité de calorique dégagée par la combustion des tissus qui cessent de faire partie de l'organisme (pendant la diète, c'est par eux seulement que la chaleur se maintient au détriment de l'embonpoint qui diminue très-vite), est la plupart du temps loin d'être suffisante.

49. Dans l'acte de la respiration, dans lequel le carbone, étant entraîné par l'oxygène, forme combiné entre eux de l'acide carbonique, tout le carbone n'est pas encore enlevé ; il en reste encore une partie, ainsi que de l'hydrogène, de l'oxygène et surtout de l'azote.

50. Ces divers éléments se combinent entre eux, pour former des composés intermédiaires essentiellement azotés qui sont, en particulier, l'urée et l'acide urique, selon leur degré d'oxygénation. Ces composés dissous dans l'eau surabondante, et joints aux matières salines excédant le besoin des organes et devenues inutiles, sont rejetés au dehors et forment le liquide appelé l'*urine*.

51. Des matières semblables charriées par l'eau sont encore éliminées par la *sueur*.

52. En été donc, quand par une chaleur excessive les sueurs sont abondantes, il convient de boire plus qu'en hiver, pour empêcher les urines d'être épaisses et sédimenteuses. Il en est ainsi sous l'influence d'une fièvre intense, que des boissons légèrement acidules et prises en grande quantité peuvent tempérer; l'urine deviendra plus claire et le pouls diminuera d'intensité avec la diminution de la chaleur du corps.

On boira donc plus en été qu'en hiver et les boissons de l'été seront légèrement sucrées et acidules.

On boira moins en hiver, mais les boissons devront être plus fermentées et plus toniques.

CHAPITRE IV.

DU POUVOIR NUTRITIF ET DE LA DIGESTIBILITÉ DES ALIMENTS.

53. L'homme élimine chaque jour, conformément aux lois que nous avons posées, des molécules devenues impropres à la vie et qui étaient composées des mêmes corps simples par lesquels elles sont remplacées.

54. Pour chaque jour, cette élimination s'élève à 15 grammes d'azote et 300 grammes de carbone.

55. La respiration et l'absorption, n'introduisant dans l'économie que de l'oxygène et de l'eau (par l'air atmosphérique), il est conséquemment nécessaire que le carbone et l'azote soient introduits par les aliments.

56. C'est, nous l'avons déjà dit, surtout dans les matières azotées que résident les propriétés réparatrices d'un aliment. Le pouvoir *nutritif* ou réparateur sera donc proportionnel à la quantité d'azote contenue dans un aliment.

57. Par exemple, voici quelques chiffres des proportions d'azote contenues dans les deux substances qui font la base de notre alimentation et qui donneront une mesure de leur pouvoir nutritif.

SUBSTANCES.		QUANTITÉ D'AZOTE. pour 100.	QUANTITÉ DE CARBONE. pour 100.
Pain.		1,40	37,6
VIANDE	Bœuf	13,21	52,59
	Veau	14,21	52,52
	Chevreuil	15,23	52,60 (1)

Ces chiffres sont importants à retenir, pour se bien rendre compte, plus tard, de la formation d'une ration normale. Déjà on peut voir, par le pain seul, que pour atteindre la proportion voulue d'azote on aurait un excédant de carbone inutile ou nuisible, etc.

D'après M. Magendie, un seul principe immédiat azoté, quelque riche qu'il soit en azote, ne suffit pas pour entretenir la vie, et certains principes très-azotés, la *gélatine*, par exemple, n'ont aucun pouvoir nutritif. Voir précédemment, n° 55.

58. Les aliments sont considérés, quant à leur digestibilité, selon le temps qu'il faut pour qu'ils soient réduits en *chyme* dans l'estomac : de là la dénomination d'aliments légers ou lourds; mais cette digestibilité peut être en proportion de l'état sain ou malade de l'estomac, et dans ces cas les ali-

(1) Liebig.

ments légers ou faciles à digérer peuvent être insuffisants.

59. De là la nécessité de les mesurer aux forces du sujet, à son âge, à son tempérament, à la saison, etc. Dans ces différents cas, comme le signe d'une digestion accomplie est le retour de la faim, on fera bien d'augmenter le nombre des repas en divisant la quantité totale de l'alimentation journalière par le nombre de ces repas.

60. Mais dans l'état de santé ordinaire, quand aucune des indications précédentes ne peut nécessiter d'exception, il est convenable de fixer l'heure des repas et d'observer sous ce rapport, avec régularité, le régime que l'on aura adopté.

61. Voici les substances rangées par ordre de digestibilité : Laitage, œufs, surtout peu cuits ou crus ; poisson frais, puis salé ou fumé ; volaille blanche, volaille noire ; bœuf, mouton, veau, lièvre, lapin, chevreuil, cochon, rôtis, frits ou bouillis ; et parmi les végétaux : fruits mûrs, légumes frais ; pain, pommes de terre, graines sèches ; enfin sont peu digestibles : les œufs durs, les champignons, les morilles, les truffes.

62. Les méthodes scientifiques de classement des aliments sont diverses. Les uns les étudient sous le rapport de la réparation et de la calorification, azote et carbone ; les autres, selon les principes immédiats qui les caractérisent, aliments fibrineux, albumineux, etc. ; d'autres, quant à leur digestibilité, etc. Notre but étant de donner des notions simples et pratiques sur l'alimentation, nous indiquerons les aliments selon la classification naturelle et usuelle sous laquelle ils se présentent dans nos halles et marchés.

63. Toutefois, en les étudiant, nous indiquerons toujours l'état de leur pouvoir nutritif et calorifique et de leur valeur comparée; nous les étudierons à l'état sain et frais, conservés, altérés, falsifiés, donnant les moyens d'apprécier et de reconnaître ces divers états.

Nous indiquerons leurs modes de préparation les plus efficaces et les plus convenables pour en utiliser toutes les parties;

Les prix courants ;

Les ustensiles et les vases propres à les préparer et à les conserver;

Et enfin les moyens de les associer avec variété et utilité, de façon à créer un régime sain et suffisant, conforme aux divers états de fortune des consommateurs.

CHAPITRE V.

CAUSES DE L'ALTÉRATION DES SUBSTANCES ALIMENTAIRES ; DES PRINCIPES SUR LESQUELS IL FAUT S'APPUYER POUR LES CONSERVER A L'ÉTAT SAIN ET UTILE.

64. Avant d'étudier chaque substance alimentaire en particulier, dans les conditions que nous venons d'indiquer, il est important de faire connaître les causes générales de leur altération et les moyens scientifiques de leur conservation.

Le problème à résoudre (1) est celui-ci : conserver les substances alimentaires avec le moins d'altération possible, sous le double rapport de leur digestibilité et de leur puissance nutritive.

65. Les causes d'altérations sont au nombre de trois : l'air, l'eau, la chaleur; l'une de ces causes étant supprimée, la substance devient inaltérable.

66. L'oxygène (2) de l'air est l'agent ordinaire de décomposition des substances solides ou liquides.

67. L'humidité de l'air accélère l'altération spontanée des corps organisés. Un jour de dégel, par exemple, suffit pour donner aux viandes de boucherie, un commencement de putréfaction qui se signale par une odeur spéciale dite de viande passée (évent).

68. Si la chaleur se joint à l'humidité, des champignons microscopiques et des insectes naissent dans l'intérieur ou à l'extérieur des substances liquides ou solides, animales ou végétales.

69. La putréfaction est lente dans l'eau au-dessous de 25 degrés centigrades, elle marche vite au-dessus de ce degré.

(1) Casimir Broussais. Thèse du concours d'hygiène. Paris, 1847.

(2) *Oxygène* de deux mots grecs : J'engendre l'aigre.

70. Dans l'air, c'est de 10 à 15 degrés qu'elle se développe le plus promptement.

71. L'électricité de l'air (un orage subit) fait tourner un bouillon et aigrir le lait.

72. Le voisinage ou le contact des émanations putrides (fosses d'aisances, cadavres enputréfaction dans les voiries) peuvent altérer les substances alimentaires (1).

73. L'eau contenue dans une substance alimentaire agit sur elle comme l'humidité de l'air.

74. Plus la substance est compacte, plus la décomposition est lente. La chair de porc la plus consistante est celle qui se conserve le mieux.

75. Les substances animales azotées et celles qui contiennent du soufre, du phosphore, sont les plus promptes à se décomposer. La décomposition est plus lente dans les substances végétales, et parmi elles celles qui contiennent le gluten, principe fermentescible, sont les premières à se décomposer.

76. Les corps gras ne se putréfient que lentement, (ils se rancissent). Les acides, l'alcool, les résines s'altèrent à peine à l'état d'isolement.

(1) Parent-Duchâtelet nie cet effet, toutefois ses conclusions ne sont pas suffisamment établies pour être adoptées. Donc il faut éviter tout contact de substances saines avec des substances corrompues.

77. Certaines substances végétales et animales peuvent être corrompues et altérées par les insectes, les mouches, les vers, etc. Le blé, par exemple, est rongé par le charançon, les féveroles par un ver particulier, etc.

CHAPITRE VI.

MOYENS DE CONSERVATION.

78. La première indication à suivre pour CONSERVER les substances alimentaires est de les soustraire à l'air atmosphérique et par conséquent à l'oxygène, cause la plus énergique de putréfaction.

79. Il y a plusieurs façons de soustraire les substances alimentaires au contact de l'air.

Les plus simples et les plus pratiques consistent à revêtir la substance d'enveloppes qui ne s'altèrent pas. Ainsi nous venons de voir que l'air n'a pas d'action sur les corps gras, graisses et huiles. On enveloppera donc les substances à conserver d'une couche de graisse, on les maintiendra plongées dans l'huile. On les enveloppera encore avec une couche de suc de viande, d'albumine, par exemple, coagulable à une chaleur de 70 degrés centigrades.

80. *Procédé Appert.* Ce procédé, devenu très-vulgaire, consiste à absorber l'oxygène de l'air contenu dans le réceptacle, terrine, bocal, bouteille ou boîte de fer-blanc, dans lequel est déposée la substance à conserver, et d'utiliser pour sa conservation les gaz azote et acide carbonique, séparés de l'oxygène et qui sont tous deux antiseptiques (contraires à la putréfaction.)

M. Appert enferme hermétiquement la substance dans le réceptacle, bouteille ou boîte de fer-blanc, puis on dépose l'une ou l'autre dans un bain d'eau (bain-marie) à 75 ou 100 degrés centigrades (eau bouillante). Le peu d'air qui reste dans la boîte ne se renouvelle pas. Il est décomposé. Son oxygène se combine avec la substance, et les deux autres gaz agissent comme il est dit plus haut.

81. En été, l'air sec et, chaud, et, en hiver, l'air maintenu sec et chaud par les moyens de poêles et de calorifères au-dessus de 30 degrés, s'oppose à la fermentation des corps, mais en les desséchant.

82. L'air frais, maintenu de zéro à 10 degrés par courant naturel ou ventilation artificielle, conserve également par dessiccation.

83. On peut encore dépouiller l'air de l'humidité qu'il contient, en déposant dans des vases ouverts un sel avide d'eau, tel que le chlorure de calcium ou la chaux.

84. On conserve encore par l'addition de substances dites antiseptiques, le sel marin, le sucre, les aromates, l'ail, la moutarde, par la fumaison, etc.

85. Ces principes s'appliquent également aux végétaux. On conserve les légumes par le procédé Appert, mais après leur avoir fait subir une première préparation culinaire.

86. On les conserve encore par dessiccation et par expression, en soumettant les légumes à un courant d'air chaud et sec et en exprimant toute l'eau dite de végétation (humidité naturelle des plantes) par une forte pression mécanique. On enveloppe ensuite de feuilles d'étain et de papier les tablettes formées de ces légumes comprimés et desséchés. Ces légumes peuvent être conservés indéfiniment; et quand il y a lieu de s'en servir, il suffit de les laisser tremper dans l'eau pure, où ils se gonflent par l'imbibition. Lorsqu'ils sont suffisamment humides, on les fait cuire et ils ont gardé l'arôme et le goût qui les distinguent avant la dessiccation.

CHAPITRE VII.

ALIMENTS D'ORIGINE ANIMALE.

(Viandes de boucherie).

NATURE ET EFFET GÉNÉRAL DES VIANDES.

87. Nous avons dit que les diverses substances étaient le résultat de la combinaison de principes immédiats. Le principe immédiat qui domine dans la chair des animaux de boucherie est la fibrine.

L'azote y est représenté pour environ 19 à 20 p. c. Elles offrent donc, sous le rapport chimique, une grande analogie avec nos tissus.

88. Dans les viandes, la fibrine se trouve associée à la gélatine, à la caséine, à l'albumine, aux matières grasses, et à quelques corps simples, le phosphore, le soufre, à des sels terreux, à l'osmazôme, qui en est le produit par extraction. C'est par elle que se développe le bouquet ou fumet qui distingue en quelque sorte les espèces, et qui est en même temps la partie excitante, le condiment nécessaire à la digestibilité.

89. L'assimilation des viandes par la digestion demande un séjour plus long dans l'estomac que toute autre substance, et un travail ou des contractions plus actives de cet organe.

Ce travail et ces contractions sont activées lorsque les viandes soumises à la digestion contiennent de l'osmazôme.

90. Pendant la digestion des viandes, la chaleur animale s'élève. Si donc on ne se nourrissait que de viandes, il faudrait prendre un exercice très-actif, en une atmosphère très-riche en oxygène, afin de mettre en équilibre le travail réparateur avec l'action respiratoire.

91. L'aliment où la fibrine domine (les viandes de boucherie) relève et augmente les forces, surtout au profit des organes les plus exercés.

Cette alimentation convient donc aux personnes

qui travaillent à l'air et qui sont soumises à un exercice violent.

L'effet consécutif se porte sur les muscles et sur les membres les plus exercés.

92. Elle convient moins aux personnes sédentaires et qui travaillent de tête; l'excitation nutritive qui en est la conséquence augmenterait encore celle du cerveau, déjà très-excité par le travail.

Dans nos climats, les forces manquent et l'énergie des fonctions s'en va, lorsqu'on est privé de toute nourriture animale.

93. On comprend sous le nom de viandes de boucherie celles de bœuf, vache, cheval, veau, mouton, porc.

94. La viande ou chair musculaire, débarrassée de la graisse, se compose de fibres disposées en faisceaux enveloppés de tissus cellulaire et terminé par des tendons (1). Entre les fibres circulent des vaisseaux sanguins et autres (2). Toutes ces substances sont humectées par un liquide contenant de l'albumine et plusieurs matières organiques et salines.

(1) Quelques personnes confondent encore les tendons avec les nerfs. Les tendons sont des espèces de cordes qui soulèvent les os par la contraction des muscles dont ils forment les extrémités. Les nerfs sont des filets très-déliés, transportant au cerveau les impressions reçues par les sens et transmettant l'action résolue par la volonté au muscle qui agit; en un mot, ils sont les organes de la sensibilité.

(2) Tissu analogue aux mailles d'un tissu qui seraient écartées et gorgées d'un liquide.

95. On en va juger par la composition immédiate de la chair de bœuf, analysée par Berzélius.

	Pour cent parties.
Eau	77,17
Fibre charnue, vaisseaux, nerfs	15,80
Tissu tendineux, réductible en gélatine par la coction	1,90
Albumine (analogue au blanc d'œuf et au sérum du sang	2,20
Substances solubles dans l'eau, non coagulables par l'ébullition	1.05
Matières solubles dans l'alcool	1,80
Phosphate de chaux (craie)	0,08
	100,00

A ces substances on a ajouté (Payen) la lactose ou sucre de lait et les substances grasses contenues dans un tissu spécial (tissu adipeux).

96. La qualité de la viande est d'autant plus supérieure que ces matières sont mieux disséminées dans la masse.

97. La bonne viande de boucherie (bœuf) est rouge foncé, ferme et intense à la main, mais sans dureté; son odeur, quoique presque nulle, est douce ; elle offre dans plusieurs parties, entre les fibres musculaires, une interposition de graisse qui lui donne une sorte de marbrure.

La moelle des os longs (extrémités postérieures) est solide et d'un blanc rose. Celle des extrémités antérieures est un peu jaune, plus fluide et de consistance de miel.

98. La chair de la vache est moins rouge et plus molle, la graisse en est également moins compacte et le tissu adipeux et cellulaire plus lâche.

99. La chair de veau avant quatre mois est d'une couleur pâle rosée ; plus tard elle devient brune ou rougeâtre. Elle est moins dense à la main que celle de bœuf.

100. La chair de cheval, dont on fait usage depuis quelques années, est plus ferme à la main et plus coriace. Généralement la graisse est rare, à moins que cette viande ne provienne d'un animal abattu par suite d'accident.

101. La chair de mouton est à peu près semblable à la chair de bœuf. Sa couleur est un peu plus foncée ; elle est dense à la main et moins marbrée de graisse ; elle est aussi très-riche en principes nutritifs.

102. La chair de porc est de toutes la plus compacte et la plus riche en fibrine ; elle est d'une teinte rouge pâle, et blanchit, comme la viande de veau, à la cuisson. La graisse est très-blanche et très-abondante, très-disséminée dans toutes les parties.

103. Les chairs de volaille, gibier, tiennent pour les caractères généraux des viandes de boucherie. Elles forment, à quelques exceptions près, comme la vieille poule et le lapin, des viandes de luxe qui ne sont pas de notre sujet.

104. L'âge des animaux abattus exerce une grande

influence sur la qualité de leur viande. Trop jeune, la gélatine et l'albumine y dominent, leur saveur développée par la cuisson est faible ou nulle. Si les animaux sont trop âgés, leur chair est coriace, et ils peuvent à peine être engraissés convenablement pour l'abatage. Tels sont les bœufs attelés à quatre ans et travaillant huit ou dix ans. La fibre de leurs muscles est coriace et peu agréable au goût.

105. La qualité des viandes dépend beaucoup du mode de nourriture qui a été adopté pour les animaux. Soumis à l'engraissement, les jeunes bœufs de quatre à cinq ans, c'est-à-dire nourris en liberté et sans travail, de bonne ration bien entendue quant à la quantité et à la qualité, donnent la viande la plus exquise. Le mélange varié des aliments végétaux, même de qualité médiocre, est préférable à l'un de ces aliments de très-bonne qualité, employé à l'exclusion des autres.

106. La nature de ces substances peut déterminer un goût particulier dans la chair et dans le lait des animaux.

Les aliments à odeur forte, choux, navets, tourteaux rancis de graines oléagineuses, lin, colza, œillette, exercent une action défavorable, si ces substances entrent pour une trop grande quantité.

107. Il vaut mieux faire donner les diverses plantes herbacées, vertes ou sèches selon la saison, des bonnes prairies naturelles, auxquelles, selon les localités, on joindra certaines plantes aromatiques des montagnes ou des forêts.

108. La quantité alimentaire dépassant la mesure normale peut augmenter le volume de l'animal, tant par ses chairs que par sa graisse ; mais c'est assurément au détriment de la qualité nutritive de ces viandes. Les bœufs artificiels, dénaturés par des croisements successifs et poussés au pâturage, comme cela se pratique en Angleterre, sont des bêtes déformées, dont la chair est trop molle et trop grasse.

109. Les bœufs et surtout les moutons nourris sur les prés salants, prés imprégnés de l'humidité marine, sont moins gras. Leur fibre est plus sèche mais plus savoureuse et plus digestible par les sels dont elle a été chargée.

Les veaux nourris jusqu'à quatre mois avec du lait de vache ont une chair d'excellente qualité que nous avons indiquée n° 99. Elle en est encore supérieure, si le lait qu'ils boivent provient d'une vache nourrie de bons herbages et d'herbes aromatiques. Sevrés et nourris eux-mêmes pendant deux ou trois mois de fourrages de bonne qualité, ils donnent une chair d'un arôme très-agréable.

110. Le porc, dont la viande est très-compacte, et par conséquent difficilement digestible, quoique très-nutritive, est de tous les animaux comestibles le plus facile à nourrir. Il est à peu près omnivore. Les substances végétales et animales lui conviennent. On lui donne les épluchures de légumes, de pommes de terre, les croûtes de pain, les eaux grasses, du son. On le nourrit également dans les ateliers d'équarrisseur avec la viande de cheval. Mais la nourriture qui lui convient le mieux pour que sa chair soit entrelardée est la nourriture variée et mixte. (Au point de vue économique, c'est celui qui fournit la viande au meilleur marché.)

111. Avant d'être employées, les viandes de boucherie doivent être mortifiées, c'est-à-dire soumises à une certaine action de l'atmosphère; mangées le jour même ou le lendemain de l'abatage de l'animal dont elles faisaient partie, elles sont dures et peu digestibles. L'état de l'atmosphère réglera cependant la durée de la mortification. Pour le bœuf et le porc, la durée sera de trois jours en été et de six jours en hiver; pour le mouton, de deux jours en été, et de trois jours en hiver.

Les bouchers se hâtentde les débiter ordinairement le plus tôt possible, parce qu'elles perdent de leur poids par l'évaporation de l'eau qu'elles contiennent.

112. Toutes les parties de l'animal ne présentent pas une valeur égale sous le rapport de la qualité nutritive ou réparatrice. Cette valeur est en proportion de l'ampleur et de la densité des grosses parties charnues. Celles qui avoisinent les os, les extrémités, les enveloppes, sont naturellement inférieures aux autres, car elles sont enveloppées par trop de graisses, trop de vaisseaux, trop de tendons, et alors c'est ou l'albumine ou la gélatine qui l'emportent sur la fibrine.

113. Ces viandes sont débitées selon divers modes en usage dans les contrées et les villes des différents pays. Elles doivent être divisées par catégories réglées sur les parties choisies dans le découpage.

114. Plus ces catégories sont diverses, plus le prix des morceaux qui y sont compris doit varier. Il serait injuste de faire payer les parties qui enveloppent, par exemple, les extrémités antérieures et postérieures, le col, les côtes, au même prix que les excellentes pièces charnues dont on compose les rôtis, et qui sont prises à l'intérieur, aux reins, au train de derrière, etc.

115. Pour Paris le prix est basé sur quatre catégories, basées elles-mêmes sur la richesse nutritive des pièces de boucherie.

Ces catégories sont fixées ainsi qu'il suit :

1re catégorie : tende de tranche, culotte, gîte à la noix (partie centrale et postérieure de la cuisse) aloyau, entre-côte, 1 fr. 74 cent. le kilo.

2me catégorie : paleron, côtes, talon de collier, bavette d'aloyau, plats de côtes découverts, 1 fr. 34 c.

3me catégorie : collier, pis, gîtes et plats de côtes couverts, 94 cent.

4me catégorie (très-inférieure) : surlonges, plats de joues, queue, 63 cent.

Les prix sont moindres pour la viande de vache et de taureau.

Ces prix, indiqués pour 1856, ont varié tantôt en hausse tantôt en baisse. Ils sont établis pour les boucheries en boutique. Ils sont quelque peu inférieurs dans les marchés, où il se débite surtout une grande quantité de viande de 2me et de 3me catégorie.

116. En Belgique, et particulièrement à Bruxelles, la viande de boucherie n'est point subdivisée en catégories précises, toutefois on fait habituellement distinction de deux qualités ou catégories. La première comprendrait, à peu de chose près, les viandes de la 1re et 2me catégorie et quelques morceaux de la 3me catégorie de Paris. La seconde qualité ou deuxième catégorie comprendrait quelques parties de la 3me et toute la 4me catégorie de Paris.

Pour le bœuf, viande comestible la plus usitée pour les classes laborieuses,

La première catégorie se vendrait sans distinction de morceau, de 1 fr. 40 à 1 fr. 60 le kilogramme à Bruxelles.

La deuxième catégorie, 1 fr. 20.

La viande de veau, même prix que la 1re catégorie de bœuf.

Celle de mouton (2 francs le gigot par exception).

Toute autre partie du mouton 1 fr. 60.

Ces prix sont également très-variables à 10 centimes près en plus ou en moins, — et à 20 à 30 centimes en moins hors barrière et dans les marchés.

Ces prix indiqués nous suffiront d'ailleurs pour nos démonstrations.

117. Il y a beaucoup de parties qui sont délaissées et peu employées. Les issues, les abats, les viscères. C'est à tort, car ces viandes peuvent rendre de grands services.

118. Les viandes de boucherie de seconde qualité, les substances animales telles que volailles, lapins, poissons communs, dont nous parlerons plus tard, sont en certaine occurrence (Payen) à meilleur marché que leur équivalent en pain (qui jamais ne peut les remplacer entièrement avec avantage).

119. La consommation de la viande, si nécessaire au développement des forces et à la santé publique, est loin d'être en rapport avec la densité de la population. En France, elle est de 28 kilogrammes (viandes et équivalent en poisson et autres substances animales) par individu et par an ; soit 76 grammes 71 centigrammes par jour. Mais si on tient compte que cette consommation en moyenne s'élève pour Paris seulement à environ 94 kilogrammes et demi, et dans toutes les villes, de 55 à 60 kilogrammes, on verra que dans les campagnes ce chiffre de consommation est réduit au minimum de quantité. Il en est de même dans les villes où les classes riches et moyennes prélèvent la plus large part sur cette consommation, et réduisent au minimum des campagnes la consommation des classes ouvrières dont le salaire est restreint.

En Belgique, la moyenne de consommation pour toute l'étendue de territoire est de 9 kilogrammes pour la viande de boucherie, par année et par individu.

Pour la ville (1) la proportion est en plus, mais encore inférieure à celle des villes de France.

A Bruxelles, par exemple, elle est de 47 kilogrammes par année et par individu.

(1) M. Ducpétiaux, *Bulletin de la commission de statistique* t. VI, p. 458.

120. Il ne nous appartient pas de rechercher par quels moyens économiques il convient d'augmenter la proportion de la consommation individuelle. Toutefois nous pouvons dire que par l'association des consommateurs, acquérant directement de l'éleveur, et débitant à frais communs et par eux-mêmes le bétail destiné à l'usage des associés, non-seulement la consommation serait doublée par la suppression du bénéfice des détaillants, mais que par cette juste et légitime concurrence, actuellement autorisée et encouragée par les autorités d'un grand nombre de villes, les débitants seraient forcés de réduire leurs énormes bénéfices à un taux juste, et suffisamment rémunérateur de leur travail et du capital engagé, au grand profit de toutes les populations.

D'un autre côté, nous essayons d'établir, comme nous l'avons déjà indiqué, que les classes peu aisées se privent de viande plutôt par préjugé que par impossibilité réelle de s'en procurer.

121. Quelle est donc la part nécessaire quotidiennement à chaque individu pour constituer, en l'unissant à une quantité suffisante de végétaux, à déterminer ultérieurement, une ration suffisante de substance animale, type d'une bonne alimentation?

122. La quantité de viande de boucherie accordée au soldat serait l'idéal de la somme nécessaire à tout individu travaillant aux champs ou à l'air libre, tel que maçon, charpentier, terrassier, journalier, etc.

Cette ration est portée pour le soldat français à

300 grammes de viande brute, c'est-à-dire avec les os, graisse, etc.

123. Déduction faite des os et des pertes par la cuisson et l'ébullition, la viande est réduite de moitié en poids. Toutefois une partie de cette perte est retrouvée dans la partie nutritive dissoute dans le bouillon. La perte totale ne serait donc réellement que du poids des os qui eux-mêmes ont cédé quelques parties nutritives et réparatrices (gélatine, graisse, sels) ; nous estimerons donc la perte réelle en poids, à un quart de la quantité admise.

124. La ration de viande du soldat belge est fixée à 250 grammes pour le repas de midi. C'est 50 grammes en moins de la ration française, qui est divisée en deux repas, un le matin et un autre l'après-midi.

125. Cuite et désossée, cette ration représente donc 185 grammes et demie pour un adulte (homme) ; elle conviendrait donc à tout ouvrier, etc.

126. Cette ration de l'adulte (homme) réduite de moitié, soit 125 grammes (viande brute) ou 90 grammes 75 centigrammes (viande cuite et désossée), pourrait suffire pour les femmes et enfants de 12 à 15 ans.

127. Au prix de 2me qualité, cette ration coûterait, à raison de 1 fr. 20 c. le kilo,

Pour les adultes, 30 centimes ;

Pour les femmes et les enfants, 15 centimes.

Ces rations équivalent, en valeur nutritive et réparatrice au double au moins de toute autre substance, même pain et légumes farineux. De plus, associées à ces dernières substances, elles en augmentent ou en développent les qualités réparatrices et calorifiques.

128. Il est loin qu'il en soit ainsi dans l'usage, pour les ouvriers des campagnes et des villes; à peine consomment-ils de la viande deux fois par semaine, ce sont les plus aisés; et pour chacun de ces jours, cette ration de viande ne s'élève guère qu'à 100 ou 150 grammes; cette ration animale est plus souvent du porc et du poisson sec que de la viande de boucherie.

129. Dans les campagnes surtout, et un peu moins dans les villes, l'alimentation réparatrice ou azotée est remplacée par l'usage des œufs, du lait, du fromage, et du poisson qui est loin de suppléer à l'insuffisance de la viande. La consommation de ces subsistances, portée au plus haut à 150 grammes par jour, ne serait nullement l'équivalent du même poids en viande de boucherie.

130. Tous les efforts de l'agriculture doivent tendre à considérer la reproduction, l'élevage et l'engraissement du bétail comme une source de prospérité publique et de fortune privée. Présentement, le prix élevé de la viande de boucherie est un stimulant du développement de l'augmentation du bétail. Il en résulte une production plus grande de fumiers dont les agriculteurs manquent, et qui sont si nécessaires à la fécondité du sol, tout en abaissant le prix de revient des récoltes.

131. Les consommateurs, en faisant un usage plus large des viandes de boucherie, donneront eux-mêmes un encouragement aux agriculteurs.

La demande de la viande étant plus grande, le prix augmentera d'abord, mais il tombera bientôt par des débouchés plus faciles, par une vente mieux assurée, et surtout par la concurrence éveillée sous l'influence de ces causes mêmes.

CHAPITRE VIII.

DES PRÉPARATIONS ÉCONOMIQUES DES VIANDES DE BOUCHERIE.

132. Toutes les préparations (cuisine) ont pour but de communiquer aux substances propres à l'alimentation des qualités plus nutritives, ou plus stimulantes, ou plus agréables au goût. Les aliments tirés du règne animal, les viandes par exemple, ont besoin d'être modifiées au préalable dans leurs propriétés physiques ou dans leur composition, soit par la cuisson, soit par les assaisonnements.

133. Les préparations définitives des substances animales s'effectuent à l'aide du feu, soit directement par contact, soit secondairement à l'aide de l'eau et de sa température, et par addition de principes nécessaires à la digestibilité.

134. Les divers modes de préparation des aliments, classés d'après la digestibilité plus ou moins grande qu'ils procurent aux viandes, sont : 1° Le grillage; 2° le rôtissage ; 3° le hachis et la cuisson à l'étuvée ; 4° la cuisson dans l'eau ; 5° la cuisson au four ; 6° la fricassée ou ragoût ; 7° la salaison ou imprégnation par le sel ; 8° le marinage par le sel et l'huile ou le vinaigre ; 9° la fumaison par la fumée ; 10° par dessiccation de viandes pénétrées par le sel et la fumée ; 11° la fermentation putride appliquée au fromage ou à quelques autres substances.

Ces dernières préparations, la fumaison, la dessiccation, la fermentation, sont surtout des procédés de conservation.

135. *Le grillage.* Par ce procédé, qui s'applique à des tranches de viande d'un centimètre à un centimètre et demi d'épaisseur (biftecks, grillades de bœuf), soumises à l'action peu prolongée d'un feu très-vif, on a un mets savoureux, substantiel, excitant. Si la viande est de premier choix et suffisamment marbrée de graisse, il suffit de la présenter au feu, après l'avoir préalablement chargée de sel et poivre qui se mêlent au jus et l'assaisonnent. Si la viande est de qualité inférieure, ayant peu ou point de graisse, il conviendra d'ajouter la quantité de corps gras, graisse de viande réservée, ou beurre. En ce cas, la cuisson s'exécutera à l'aide d'une poêle de tôle, en contact direct avec le feu.

Le bifteck est un aliment substantiel et peu

coûteux. 50 centimes de viande de deuxième qualité peuvent suffire pour un repas.

Sauf la côtelette, ce procédé est moins favorable aux autres parties du mouton. Le prix des côtelettes les place d'ailleurs dans les aliments de luxe.

Il faut présenter au feu, par le grillage, la viande de veau un peu plus longtemps, encore un peu plus pour la viande de porc.

La viande grillée est la plus facilement digérée. Son usage est donc très-économique, et les pièces de viande qu'on choisit peuvent être prises dans la qualité moyenne. Elle convient surtout aux enfants, aux femmes fatiguées, aux tempéraments pauvres.

136. *Le rôtissage* s'applique à des pièces de viande de gros volume, bœuf, mouton, volaille. Il consiste à soumettre la viande à l'action modérée et continue du feu. Il se forme autour de la pièce de viande une croûte brune et rissolée s'opposant à l'évaporation des sucs, de l'osmazôme, jus rouge liquoreux, dans lequel se développe ce principe aromatique ou fumet spécial, sous l'influence d'une température élevée.

137. La viande rôtie essentiellement réparatrice donne la quantité la plus considérable d'azote.

Pour 100 parties de bœuf rôti (rosbif), sont représentés :

Le carbone.	52—590
L'hydrogène	7—886
L'azote	15—214
Oxygène et cendres	24—310=100,00

Pour développer jusque dans les parties les plus

profondes par l'action de la chaleur la formation des sucs, et rendre la cuisson complète, les Anglais, habiles rôtisseurs, augmentent cette croûte en saupoudrant la surface avec de la farine. Coupée par tranches, la viande est partout d'un beau rouge et cuite également. C'est une erreur de croire que cette coloration soit le signe d'une cuisson insuffisante. Si quelques parties restent crues, leur couleur est plus sombre, le rôtissage en ayant été trop précipité. Il y a en conséquence, sinon perte, au moins une partie non imbibée des sucs, cette partie est de digestion plus difficile.

La viande rôtie, bœuf et mouton, a besoin d'être préparée par une mortification de plusieurs jours (voir n° 111).

Pendant la cuisson, les jus et graisses fondues échappés des chairs doivent être recueillis, afin d'en arroser de temps en temps le morceau, le tournant lentement devant le feu, afin que la cuisson soit régulière.

La viande rôtie, moins digestible que la viande grillée, est cependant comme elle savoureuse, substantielle et excitante. Elle convient plus particulièrement aux constitutions robustes, fonctionnant activement.

C'est un mets qui, par le choix des morceaux, nécessairement de 1re qualité, est par conséquent à un prix exceptionnel et qui, par l'emploi du combustible, devient très-coûteux.

Un rôti restera cependant économique, si la famille ou la réunion de consommateurs pour lesquels l'acquisition est faite est nombreuse ; en ce cas, les déchets et pertes sont peu sensibles.

Le rôtissage au feu de bois est préférable à celui fait

au feu de charbon de terre, surtout pour les pièces qui doivent être saisies rapidement.

Au charbon de terre, le foyer doit être habilement disposé pour réfléchir la chaleur du feu, et entretenir l'appel de la cheminée actif, afin d'éviter la fumée et entraîner les gaz de la combustion.

Le rôti se fait encore au four; on fait un grand usage, en Belgique et dans tous les pays à charbon de terre, de fourneaux en tôle (appelés cuisinières); deux fours sont placés autour du foyer, ils sont d'une capacité suffisante pour recevoir une pièce de bœuf sur un plat de terre. Pour opérer, on pousse fortement le feu au moment où on dépose la viande, afin de la saisir et de former la croûte dont il est parlé plus haut; ensuite on ralentit le feu et on le maintient à une température modérée et soutenue. Ce procédé est économique parce qu'il utilise le combustible servant en hiver à échauffer l'appartement et à tout autre usage culinaire ou domestique.

138. *Étuvée*. La cuisson se fait à vase clos, et les viandes sont pénétrées et ramollies par la vapeur de leurs propres sucs. Ce mode de cuisson est surtout convenable pour les viandes provenant d'animaux à fibres dures, comme le bœuf qui n'a été soumis qu'à un engraissement très-court, ou la viande de cheval. On ajoute à ces viandes un peu de graisse, soit lardant les chairs avec quelques morceaux de panne de lard, puis des légumes, tels que carottes, navets, pommes de terre; afin d'aromatiser ce mets, sel, poivre, laurier, etc.

139. Ce plat (bœuf à la mode) est peu coûteux.

Ainsi, prenez, pour cinq personnes, une pièce de bœuf de 2e qualité du poids de deux livres et demie, ajoutez deux livres de légumes estimées 20 centimes, sel, poivre, épices 5 centimes, vous aurez en tout un revient général de 1 franc 65 centimes ; on aurait ainsi, par personne, une ration excellente au prix de 32 centimes.

140. Si l'on employait la viande de cheval, débitée généralement à moitié prix de la viande de 2e qualité, cette ration très-substantielle ne s'élèverait pas au-dessus de 15 centimes.

Cette ration conviendrait pour un repas principal.

141. On peut obtenir plus économiquement encore ce mets, en utilisant, au lieu d'un feu spécial d'un prix que nous n'avons pas apprécié, mais qui pourrait s'élever à 10 ou 15 centimes, la chaleur acquise à la maçonnerie d'un four après la cuisson du pain, et en conservant aux parois la température d'environ 220° (Payen). La cuisson selon ce mode s'applique à une foule d'aliments tirés du règne animal et végétal.

Si on désire préparer cette daube pour deux ou plusieurs jours, on ajoutera un ou deux pieds de veau, selon l'importance de la pièce de viande. La gélatine des pieds et celle des os se coagulera par le refroidissement, et enveloppera la viande d'une forte couche de gelée qui maintiendra la conservation, surtout si le sel y a été introduit en quantité suffisante. La dose de sel devra être au moins d'un tiers en plus si on désire conserver le mets.

142. *Bouillon* (pot-au-feu). Le bouillon de bœuf qui s'obtient en plaçant la viande dans l'eau froide, et en conduisant par degré ce liquide jusqu'à l'ébullition, est de toutes les préparations alimentaires la plus importante, la plus usitée et la plus économique.

143. C'est un aliment salubre, qui communique une saveur et un arôme agréable à des substances très-peu sapides par elles-mêmes, telles que le pain, les pâtes, vermicelle, semoules. Il complète ainsi, par les principes organiques (l'azote et les sels) qu'il contient, la valeur nutritive de ces préparations végétales et moins nutritives.

144. Voici des proportions qui pourront servir de type à un pot-au-feu de famille donnant un excellent bouillon, et un bouillon gardant encore notable quantité de ses principes nutritifs.

On met, à froid, dans un pot de terre vernissé, ou dans une marmite de fer-blanc de préférence à la marmite de fonte de fer,

Pour 2000 grammes d'eau ou deux litres,
Viande de bœuf. . . . . . 500 grammes ou une livre.
Poireaux, carottes, navets, panais,
oignon brûlé . . . . . . 30 grammes ou une once.
Sel . . . . 8 grammes.

145. L'eau que l'on emploiera devra être de rivière ou de source, ou de pluie recueillie dans une citerne convenable, de préférence à l'eau de puits. Toute eau séléniteuse (qui contient en trop fortes proportions des sels terreux, par exemple du sulfate de chaux)

rend la viande plus dure et attaque difficilement les légumes.

146. La viande mise dans l'eau froide laisse dissoudre une partie des principes organiques et salins qu'elle contient. Les proportions de ces substances organiques s'augmentent à mesure que la température de l'eau s'élève très-doucement jusqu'à l'ébullition (100 degrés).

147. Lorsque l'eau n'est encore échauffée qu'à 50 ou 70 centigrades, l'albumine de la viande, qui ne se dissout plus, et l'hématosine (rouge de sang), qui cesse de se dissoudre, forment l'écume, que l'on doit enlever avec soin lorsque l'ébullition est complète. C'est le moment où l'on ajoute les légumes frais liés ensemble (1) qui de nouveau forment un peu d'écume, provenant de l'albumine végétale, lorsque l'eau dont ils ont abaissé la température un instant revient à l'ébullition. L'écume contient encore quelques matières terreuses et salées provenant du sel brut, ce qui nécessite quelquefois une légère addition de sel.

148. Maintenus à une température égale, tous les principes de la viande, excepté la fibrine et les principes que nous venons d'indiquer dans la formation de l'écume, se dissolvent. La gélatine se forme par la dissolution des tendons.

(1) Les légumes non liés et disséminés dans le liquide y laissent des débris non réduits, dont la décomposition rapide peut faire aigrir le bouillon lorsque l'on doit le conserver.

149. La matière grasse provenant du tissu adipeux (graisseux) et rendue fluide par la chaleur, s'élève à la surface et y forme une couche de parties plus ou moins larges, arrondies, appelées *yeux* du bouillon.

Si cette graisse est en trop grande quantité, on l'enlève pendant l'ébullition ou quand la préparation est complète; on en peut encore dépouiller le bouillon par le refroidissement. Cette graisse ne doit pas être perdue, mais conservée pour d'autres usages culinaires.

150. Pendant la durée de la coction, qui sera dirigée par un feu modéré, et jusqu'à une ébullition réglée mais non excessive, afin de ne pas perdre l'arôme par évaporation, on pourra, si le volume du liquide est réduit, compenser la perte par un volume d'eau égale à elle; mais cette eau devra être versée par petites quantités, afin de ne pas abaisser la température d'une façon trop subite.

158. Les proportions que nous venons d'indiquer formeront une ration de deux personnes quant à la viande et de 4 personnes quant au bouillon. Il conviendra donc de conserver l'excédant du bouillon.

Pour cela, la portion que l'on se propose de conserver devra être immédiatement refroidie à l'air, frais afin d'éviter une déperdition de l'arôme, ou une fermentation qui aigrirait le bouillon si on le conservait dans un lieu chaud.

159. En été il devra être conservé dans une cave

en pierre, dont l'air soit frais et sec, afin d'éviter la fermentation et l'action électrique d'un orage.

160. Lorsqu'on voudra le faire réchauffer, on procédera par une température graduellement élevée, sans pourtant l'amener jusqu'à ébullition complète. On pourra aussi, chaque jour, répéter cette opération, si on veut le conserver plus longtemps.

161. Certains légumes, tels que les choux, les navets, les oignons, l'ail, habituellement employés, mais introduits en trop grande quantité, rendent la conservation très-difficile. Il vaut mieux s'en tenir au choix de légumes et à la quantité que nous avons indiqués.

162. On fait aussi un bouillon convenable avec la chair d'une vieille poule. A quantité égale en poids, la chair de poule et de poulet contient plus de principes solubles que la chair de bœuf. Ce bouillon convient aux estomacs fatigués, dans la convalescence de longue maladie, mais son usage ne doit pas être prolongé trop longtemps; car l'estomac s'en fatigue et il devient indigeste.

163. *Bœuf bouilli*. Le bouilli est constitué particulièrement par un mélange de fibrine, d'albumine coagulée, de tissu cellulaire gélatinisé, de matière grasse, etc. Il retient aussi des sels (phosphate de chaux et de magnésie).

164. La viande cuite à l'eau perd 15 p. c. (os à

part); un bœuf vivant fournit 58 p. c. de viande propre à l'alimentation. C'est cette proportion dont nous avons tenu compte (nº 123). Ce déchet est moindre pour le mouton; elle est de 10 p. c. pour le poulet, le veau.

165. Le mouton peut également être employé cuit à l'eau. Il donne un bouillon très-riche, quoiqu'il perde par la coction moins que le bœuf. On appelle hochepot une préparation principalement faite de l'épaule cuite dans deux à trois fois son poids d'eau. On y ajoute au moins un poids égal à celui de la viande, en légumes frais, choux, navets, poireaux, carottes.

166. On peut faire également un pot-au-feu très-économique avec une tête de mouton, cervelle retirée. Le bouillon en sera riche, et les parties charnues, après la coction générale, pourront être ravivées par la graisse recueillie par refroidissement du bouillon. Une tête de mouton, peu recherchée des personnes aisées, se laisse au prix de 50 centimes, et peut être l'équivalent pour le bouillon d'une livre et demie de viande brute.

167. La viande soumise à une longue coction devient insipide, et de moins en moins riche en principes réparateurs.

Pour en faire usage, il convient donc de lui rendre par la préparation culinaire ce qui lui manque pour être sapide et nutritive.

168. La viande cuite et refroidie reprendra sa saveur en la faisant réchauffer dans le bouillon, mais elle sera plus savoureuse et plus nutritive si on y joint les jus des graisses conservées des rôtis, ou même un assaisonnement de légumes à saveur très-prononcée.

169. Voici un plat très-économique et très-substantiel, qui fait d'un bouilli insipide un plat très-agréable :

On prend un plat de terre vernie, de cuivre étamé ou de fonte émaillée; en le plaçant sur un feu doux, on y dépose des graisses conservées ou du beurre. Lorsque le corps gras est parfaitement fondu, on ajoute un peu de bouillon, puis on place la viande (bouilli froid coupé par tranches). A mesure que la viande s'imbibe et que, par l'évaporation, le liquide diminue, on mouille de bouillon; puis ou saupoudre de chapelure de croûte de pain, et on mouille encore. On peut, pour donner plus de qualité au mets, ajouter quelques ronds de saucisson cru. Une livre et demie de bœuf désossé, et ainsi préparé, peut suffire pour le mets principal d'un repas pour 5 personnes. Dans la plupart des grandes villes, la viande de bœuf bouilli qui a servi au bouillon débité à un prix assez élevé, se vend bien moins cher que la viande crue.

170. L'oignon est un légume peu coûteux, et, pour certaines personnes, d'une saveur agréable; il peut servir d'accessoire à une préparation économique du bouilli. On coupera les oignons par tranches, on les passera, dans le plat comme ci-dessus, sur le feu avec un morceau de beurre ou de graisse, jusqu'à ce qu'ils soient bien cuits : on ajoutera un peu de farine, et lorsqu'ils auront pris une belle couleur, on mouillera avec du bouillon, en ajoutant le sel et le poivre; à ce moment on ajoutera le bœuf bouilli coupé par tranches, et l'on fera bouillir jusqu'à ce qu'il soit bien pénétré du goût de l'oignon.

Ce plat ne conviendra qu'aux personnes robustes digérant facilement.

171. Le bœuf bouilli coupé par petits morceaux peut encore être mangé froid, assaisonné à l'huile et au vinaigre.

172. *Ragoûts de viande* (*haricot de mouton*). La coction des viandes a lieu dans l'huile, le beurre ou la graisse. C'est ce que l'on appelle au roux. Cette préparation communique un peu d'âcreté aux aliments en dégageant une certaine proportion d'empyrume (1). Aussi ces préparations ne conviennent pas à tous les estomacs, elles rendent les viandes très-excitantes, augmentent la chaleur animale et activent la circulation; ces effets peuvent être tempérés par l'addition de légumes et d'une certaine quantité d'eau ajoutée pendant la coction.

173. Un plat très-connu et très-économique, réunissant toutes les conditions d'une alimentation complète, s'appelle le haricot de mouton. Voici le mode de le préparer : prenez, pour 5 personnes, deux livres de poitrine de mouton, de rognures d'épaule ou de tout autre morceau de mouton, mais divisés en morceaux de petite proportion; faites revenir cette viande

(1) Odeur de brûlé.

dans du beurre ou de la graisse, un quarteron environ; retirez-les, et faites un roux, c'est-à-dire ajoutez à votre beurre fondu une petite quantité supplémentaire à laquelle vous joindrez une cuillerée de farine; quand elle sera devenue rousse, mouillez d'eau, salez et poivrez; puis remettez votre viande, et lorsqu'elle sera demi cuite, ajoutez deux livres et demie à trois livres de pommes de terre, de navets ou de carottes; puis laissez-les cuire une demi-heure, et dégraissez.

Ce plat, qui reviendra en moyenne à deux francs, pourra former dix portions et servir deux jours à un ménage de 5 personnes.

Il devra être préparé dans une casserole de terre cuite vernissée, de fonte émaillée, de cuivre étamé ou de fer-blanc. La part qui sera conservée jusqu'au lendemain sera transvasée dans un vase de faïence, la réserve mise au frais pendant la nuit.

174. On pourra utiliser de la même manière les bouts d'ailes, le cou, le gésier et le cœur des volailles, toutes les parties enfin que l'on appelle *abatis*. Ces parties charnues, trop souvent perdues, se vendent à très-bas prix sur les marchés à volailles.

175. On utilise toutes les viandes cuites ou crues en les hachant. Ces viandes, qui eussent été perdues, peuvent encore constituer un aliment suffisant.

On en fera un plat auquel on ajoutera du bouillon et de la graisse, et on en prolongera la cuisson si les viandes employées sont crues. On les prépare en boulettes sous le nom de fricadelles, roulées dans un peu de farine; on les jette dans la graisse bouillante ou dans le beurre fondu. Il faudra épicer fortement ce mets ou plat, lui faire une sauce rousse avec vinaigre. La digestion en est lente, mais il est très-nutritif. L'usage en sera accompagné par une boisson fermentée.

CHAPITRE IX.

DES PRÉPARATIONS DE VIANDE DE PORC; CHARCUTERIE; TRIPERIES.

176. La viande de porc, dont nous avons déjà signalé le bon marché à cause de la facilité de l'engraissement, et les services que cette viande rend à l'alimentation des campagnes, est très-généralement employée, le lard et petit salé, comme accessoires d'un grand nombre de mets et de hochepots, les chairs en général, salées, ou salées et fumées, sous le nom de charcuterie. Ces derniers modes de préparations ont le double but de la conserver et de la rendre plus digestible.

177. Certaines de ces préparations (charcuterie), gardées trop longtemps, d'une densité modifiée par des interstices de gelée provenant de solutions gélatineuses exposées à un température chaude et humide, deviennent acides dès les premiers progrès de leur fermentation. Il se développe aussi des moisissures qui peuvent rendre insalubres ces substances alimentaires.

Ces petits végétaux sont surtout de petits champignons, classe qui contient un grand nombre d'espèces vénéneuses. Le commerce de la charcuterie, dont les habitants des grandes villes font un grand usage, doit être soumis à une surveillance active de la part de l'autorité communale.

178. On utilise le sang des divers animaux, dont la chair est comestible pour en constituer sous diverses formes une substance alimentaire de nature fibrineuse et réparatrice, mais d'une digestion difficile. C'est plus particulièrement le sang de porc qui sert à composer une préparation très en usage, le *boudin*. Le sang de porc est très-facilement coagulable; aussi doit-il être mélangé avec des corps gras, et accouplé à des condiments à odeur et à saveur prononcées, sel, ail, poivre, moutarde.

Certaines pièces de charcuterie sont rendues comestibles par l'action de la fumée (le jambon, le bœuf de Hambourg), les saucissons. Ces préparations rendent les chairs non-seulement comestibles, mais plus digestibles. Leur usage donne pourtant lieu à des accidents qui sont les conséquences de véritables empoisonnements : dans les pièces fumées, salées et cuites, on attribue ces accidents à la formation, notamment dans les boudins, d'un acide spécial (acide hydrocyanique); dans les jambons fumés, à la production de l'acide pyroligneux (de bois brûlé).

179. La malpropreté des ustensiles en cuivre ou en plomb pourrait être cause de ces accidents, on les attribuerait au vert-de-gris ou au sel de plomb; dans quelques circonstances on a retrouvé dans ces préparations une quantité notable de ces métaux dans les produits liquides du vomissement, à l'état d'oxyde ou de sel insoluble dans les produits solides du vomissement.

180. La mauvaise qualité des viandes, par les altérations qu'elles ont subies avant d'avoir été employées à ces préparations, peut encore être la cause d'accidents. Ces viandes sont souvent livrées avariées, moisies, pourries; à Bruxelles on a livré au commerce des *saucissons dits de Bologne* faits avec de la viande provenant de chevaux morts de maladie. (Chevalier.) (1).

En tous cas, ces préparations (saucissons durs) sont plutôt des excitants de l'appétit que de véritables préparations alimentaires, et la charcuterie ne doit être utilisée que rarement et toujours associée à des légumes frais. L'usage continu et absolu de viandes fumées, avec privation de légumes frais et d'eau pure en quantité suffisante, est pour les marins, dans les voyages de long cours, une cause de développement d'une maladie appelée scorbut.

181. Les ustensiles servant à la confection et à la cuisson des pièces de charcuterie devront toujours être en cuivre ou tôle étamés. Les vases dans lesquels on conservera les pièces devront être en grès,

(1) En 1844, la police du faubourg de Molenbeek-St.-Jean fit saisir chez plusieurs fabricants de saucissons des quartiers de viande provenant d'animaux atteints de maladies pulmonaires.

en porcelaine ou en verre. On proscrira le bois, les vernis qui s'écaillent, les plats d'étain ou de plomb, le zinc.

182. On désigne sous les noms d'*abats* et d'*issues* des parties animales dans lesquelles domine la gélatine et l'albumine sur la fibrine. Le commerce de ces substances s'appelle *triperie*. Elle comprend la vente des estomacs de bœuf, de vache et de mouton, des pieds de mouton auxquels ont été enlevés la petite laine et les ergots, les intestins de porc, les têtes et cervelles de mouton, le cœur, le foie de veau et de mouton, le ris de veau et de mouton, etc.; généralement ces diverses parties ont été lavées, grattées et cuites dans les abattoirs publics.

183. Ces divers objets servent à plusieurs usages culinaires. Ils ne doivent point être perdus pour l'alimentation. Associés à des substances plus réparatrices à des assaisonnements énergiques, ils peuvent rendre des services et constituent des mets économiques.

184. Quelques-unes de ces parties comestibles composent l'alimentation de luxe (la tête de veau, par exemple), non pas tant par leur prix en lui-même que par celui des assaisonnements.

185. Voici deux préparations économiques et nutritives. La première sera le gras-double à la lyonnaise. Étant cuit et coupé en petits morceaux, on le met dans une poêle sur un feu ardent avec des tranches minces d'oignon, un morceau de beurre ou de graisse, une cuillerée d'huile, sel et poivre. On le fait sauter et on le remue jusqu'à ce que ce mets ait pris une couleur rousse.

186. Le second s'appelle *tripes à la mode de Caen*. On placera dans une terrine de terre allant au feu les morceaux de tripes de bœuf saupoudrés de sel et de poivre, par une couche alternant avec une couche égale de tranches de carottes, d'oignons, de lard, de pieds de veau, le tout aux deux tiers de la terrine, puis on remplira d'eau. On posera le couvercle, qu'on fermera avec du papier collé ou un peu de pâte, et on fera cuire au four. La cuisson devra être soutenue au moins quatre heures.

Ces deux plats, très-substantiels et très-appétissants, sont, à poids et volume égaux, moins chers que la viande de boucherie. Ils ne conviendraient pas journellement, mais ils aident à varier l'alimentation habituelle.

CHAPITRE X.

DU POISSON.

187. Le poisson est considéré comme un aliment mixte, parce qu'il est composé de fibrine, de gélatine et d'albumine en proportions égales. Il diffère donc ainsi des aliments précédents. De plus il diffère encore des viandes de boucherie, parce qu'il n'a pas d'osmazóme.

188. La chair du poisson est moins substantielle que celle des mammifères. Elle pèse moins à volume égal. Il y a encore une différence sensible entre le poisson de mer et celui de rivière. Le dernier est généralement plus léger.

189. Au point de vue *nutritif,* le poisson n'élève pas sensiblement la température du corps, et nourrit sans exciter ; c'est pour cela qu'afin de le rendre digestible il faut l'accompagner de condiments ou assaisonnements propres à exciter les fonctions digestives.

190. Le poisson qui n'est pas soumis à certaines préparations spéciales pour en obtenir la conservation comme réserve doit être mangé frais. La raie seule, dont la chair est très-fibrineuse, est habituellement mortifiée en la traînant sur les cailloux du port.

191. Le poisson se corrompt plus promptement que les autres substances animales. Il a alors une odeur caractéristique bien connue.

La température chaude et humide, l'électricité de l'air par un orage, peuvent hâter sa décomposition.

192. Selon la qualité et la nature des eaux dans lesquelles il a été pris, sa chair se modifie, et contracte des goûts désagréables ou des qualités délétères. On connaît le goût de vase que les eaux des étangs ou rivières fangeuses donnent au poisson. Il contracte également un goût désagréable dans les eaux qui ont servi à rouir le lin et le chanvre, dans les eaux qui ont reçu, par infiltration, celles des terrains voisins des cimetières et des ateliers d'équarrissage ou des dépôts de vidange, enfin des eaux qui s'écoulent altérées par les produits chimiques de certaines usines.

193. La vente du poisson exige une grande surveillance sur les marchés. Quelques marchands ont fait reprendre un aspect de fraîcheur à du poisson passé, en colorant les ouïes avec du sang frais. Des morues, dont l'aspect terne et grisâtre indiquait qu'elles étaient altérées, ont été détrempées dans l'eau de chaux pour leur redonner une coloration blanche, signe de fraîcheur.

194. Les poissons ne devront être exposés en vente ou gardés dans l'intérieur des habitations que sur des blocs de pierre, ou sur des terrines de grès renversées.

195. Au point de vue économique, par la rareté et par le prix auquel il est vendu, le poisson (1) est en quelque sorte devenu un objet de luxe en Belgique. Quelques poissons cependant restent encore à la portée des petites bourses, c'est de ceux-là que nous allons parler, en traitant de leurs préparations et des divers modes de conservation.

(1) M. Ducpétiaux, *Bulletin de la Commission centrale de statistique*, tom. VI.

CHAPITRE XI.

DE LA PRÉPARATION ET DE LA CONSERVATION DU POISSON.

196. La morue se présente sous trois formes différentes : 1° desséchée, durcie et roulée, on l'appelle *stockfisch*; 2° la morue sèche et salée; 3° la morue verte dont on a enlevé la tête et l'arête avant de la saler, puis soumise à la presse, et enfin séchée à l'aide d'un ventilateur à air chaud.

197. Plusieurs autres poissons, la merluche, la sole (squale), le hareng, sont salés, desséchés et pressés en caque ou tonne; d'autres sont salés et conservés dans l'huile : la sardine, le thon.

198. Quelques poissons de mer sont soumis à l'action de la fumée. Ce mode de préparation dépouille la chair du poisson de l'eau qu'elle contient; condense ses éléments nutritifs et développe, par l'action de la fumée et du sel, les principes sapides et odorants qui l'assaisonnent. C'est ainsi qu'est préparé le hareng saur. (Voir pour les divers effets, n° 180.)

199. Les poissons secs et salés doivent être préalablement trempés et dessalés avant d'être employés. Il conviendra de renouveler l'eau plusieurs fois, jusqu'à ce que les fibres aient repris leur flexibilité naturelle et que la chair ait perdu l'eau de saumure ou les sels dont elle était imprégnée. Il n'en devra plus rester que juste ce qu'il faut pour la digestibilité et la sapidité.

200. Pour préparer un plat de morue qui soit substantiel et en même temps économique, il faut prendre la pièce de poisson qui a été trempée pendant trois jours comme ci-dessus, l'écailler et la laver, puis la placer sur le feu, à l'eau froide, dans un chaudron. Lorsqu'elle est prête à bouillir, il faut écumer et l'ôter du feu aussitôt que l'eau sera bouillante. Étant retirée du feu, couvrir hermétiquement et la laisser s'attendrir ainsi pendant un quart d'heure. Alors on la retire de l'eau et on la laisse égoutter, puis on la place dans une casserole avec un morceau de beurre délayé avec un peu de farine dans une petite quantité d'eau ou de lait. En même temps on ajoutera quelques pommes de terre cuites préalablement à l'eau.

201. Les poissons de mer frais et à bon marché sont : la raie, le cabillaud ou morue fraiche, l'anguille de mer ou chien de mer, la limande et la sole, le merlan, le rouget, enfin et surtout le hareng frais.

202. Plusieurs de ces poissons sont cuits à l'eau, d'autres sont mis sur le gril. En tout cas il convient toujours de les accompagner de corps gras et d'assaisonnements épicés.

203. On peut préparer la sole, le merlan sur le plat et au gratin, comme plus haut, n° 169.

Plongé dans la friture bouillante, ces poissons gardent toute leur richesse nutritive, la gélatine, par exemple, dont ils sont en partie privés par l'ébullition.

204. Le hareng frais, qui est à très-bas prix, peut être grillé et servi sur une purée de pois cassés, de lentilles, de pommes de terre.

Deux harengs frais, au prix de cinq à six centimes dans la saison, plus cinq centimes de légumes secs et cinq centimes d'assaisonnements, peuvent constituer une ration très-substantielle pour une personne, à peu près équivalente à une portion de viande qui serait représentée par le même prix de vingt centimes.

205. Le poisson de rivière, comme la carpe, la tanche, etc., s'il provient d'une eau vaseuse, doit être dégorgé, c'est-à-dire maintenu vivant dans une eau pure pendant quelques jours.

206. On le prépare en friture; à l'étuvée ou en matelotte, préparation dont un roux et le vin font le condiment et la sauce; l'anguille, qui est très-grasse, se fait bouillir ou frire, on la met en matelotte. Elle sera en tout cas servie à une sauce très-épicée.

207. On a attribué à l'usage continu du poisson de mer salé et fumé certaines maladies qui sévissent surtout dans les ports de mer. Les cas en sont très-rares dans nos contrées. Toutefois la nourriture par la chair de poisson est bien inférieure à la nourriture par les viandes, dont elle n'a pas toutes les propriétés; mais elle peut concourir à introduire de la variété dans l'alimentation et à augmenter ainsi sa richesse.

CHAPITRE XII.

DES HUÎTRES, MOULES, ÉCREVISSES, ETC.

208. Les huîtres (*mollusques acéphales* ou *masses charnues sans tête*) pendant longtemps encore et jusqu'à la vulgarisation des procédés propres à les multiplier, resteront classées parmi les substances alimentaires de luxe.

209. Elles se mangent en hiver. On doit en interdire la consommation pendant les mois de mai, juin, juillet et août, époque de leur reproduction. Pendant ces mois, au lieu d'être bien en chair, pourvue d'eau limpide contenue dans des écailles d'un beau blanc à l'intérieur, leur chair est molle, bleuâtre, gorgée d'un liquide laiteux. Leur usage, dans ces conditions peut être cause de maladies graves.

210. Les moules, par l'abondance de leur récolte et par conséquent par le bas prix auquel elles sont vendues, constituent une partie de l'alimentation publique.

Elles donnent un aliment nutritif, mais de digestion difficile. En bonne hygiène, beaucoup de personnes devraient y renoncer.

211. Les moules vendues sur nos marchés sont des moules d'eau douce. Elles doivent être fortes en chair, à écailles saines, et d'une coloration bleu nacré à l'intérieur. La coloration verte observée quelquefois tant sur la chair que sur la coquille a été acquise, comme on l'a constaté, par leur contact avec la cale des navires doublés en cuivre. Les composés cuivreux rendent les moules vénéneuses.

212. Les accidents causés par les moules ont été attribués à diverses causes, notamment à certaines espèces parasites telles que les crabes, etc.; mais principalement ces accidents sont plus nombreux lorsqu'elles sont mangées à l'époque du frai, ou bien lorsqu'elles sont fort avancées.

Une ou deux moules malsaines peuvent suffire à déterminer la maladie qu'on appelle empoisonnement par les moules.

213. Lorsque l'on a pris des moules malsaines, on éprouve un embarras sensible dans la région de l'estomac. Cet état est accompagné de mal de tête, d'étourdissement, de crampes dans les jambes; mais ce qui caractérise plus particulièrement cet empoisonnement, c'est l'effet qui se produit sur la peau et notamment au visage, à la poitrine, aux bras, aux jambes. Ces parties deviennent d'un rouge plus ou moins foncé qui va jusqu'au rouge brique. Cette éruption subite a été appelée éruption *ortiée,* parce qu'il semble que les parties atteintes aient été fouettées avec des orties.

214. Le traitement est simple, et comme l'invasion de l'affection est rapide, il convient d'y porter remède immédiatement. 1° On fera vomir. Donner un grain d'émétique délayé dans un verre d'eau, et de cinq en cinq minutes de l'eau chaude jusqu'à vomissement abondant; 2° S'il y a déjà quelques heures que le mal s'est développé, on donnera en plus un purgatif (sulfate de soude, une once délayée dans de l'eau); 3° Quand le vomissement sera arrêté et lorsque la moiteur du corps sera générale, on donnera en dix minutes et par gorgées répétées une potion calmante qui sera composée avec 30 gouttes d'éther dans un demi-verre d'eau sucrée. Ou simplement de l'éther sur du sucre; 4° Pour boisson ordinaire de l'eau vinaigrée; 5° On placera des cataplasmes de farine de lin (papins) sur le ventre, et si on le peut on fera prendre un bain. En vingt-quatre heures, trente-six heures au plus, le malade sera rétabli. Il est bien entendu qu'à part les premiers secours, un médecin seul pourra convenablement diriger ce traitement.

215. Ce traitement, à peu de chose près, conviendra aux accidents produits par les huîtres malsaines, les crevettes avancées, les œufs de poisson, etc.

216. *Préparation.* — Les moules devront être cuites dans des vases de fer-blanc, et jamais dans des vases de cuivre non étamés. Elles doivent être conservées dans l'eau fraîche, dans des vases de grès ou de porcelaine.

217. Ce qui s'est dit pour les moules s'applique à divers coquillages comestibles vendus cuits dans les estaminets et connus sous les noms de bigornaux, caracoles.

218. Parmi les *crustacés,* animaux ainsi appelés parce qu'ils sont revêtus d'une espèce de croûte ou cuirasse, les homards (écrevisses de mer), la langouste, les crabes, ont une chair blanche, compacte, ferme, très-savoureuse et très-nutritive, à condition d'être mangée assaisonnée par une sauce très-aromatisée. C'est un aliment de luxe, encore d'un prix très-élevé, mais qui bientôt, par les procédés nouveaux de reproduction artificielle, pourra tomber à bas prix sur les marchés.

219. La crevette franche, encore très-chère à cause de sa rareté, la crevette commune ou salicoque vendue à bas prix dans les marchés et estaminets, bien plus parce qu'elle excite à boire que par ses qualités nutritives, pourraient en certaines circonstances varier l'alimentation.

220. L'écrevisse d'eau douce est très-recherchée et très-abondante en certaines rivières. Par les mêmes raisons dites plus haut (n° 218), elle pourra entrer dans les usages d'économie domestique. Sa chair est restaurante et digestible, on en prépare un bouillon très-agréable.

221. Les écrevisses de mer ou de rivière doivent être conservées vivantes jusqu'au moment où on devra en faire usage pour l'alimentation.

Lorsqu'elles sont vivantes elles sont d'un vert foncé ou brun. Elles deviennent d'un beau rouge par la coction, en même temps leur croûte devient plus dure et plus résistante.

222. L'altération de leur couleur, soit totale, soit par taches plus pâles ou plus foncées, le ramollissement de leur enveloppe sont des signes de leur mauvaise qualité. Ces altérations indiquent qu'elles étaient mortes et corrompues avant d'être cuites, ou qu'elles ont été conservées trop longtemps, jusqu'à putréfaction, après leur coction.

223. L'abus de la chair de ces animaux altérés par ces causes produit des accidents analogues à ceux indiqués pour les moules et les huîtres.

CHAPITRE XIII.

OEUFS, LAIT, BEURRE, FROMAGE.

224. Les *œufs*, surtout les œufs de poule, constituent, à divers degrés de cuisson et sous diverses formes de préparation, un aliment très-nutritif.

225. En effet le blanc de l'œuf contient presque uniquement de l'albumine, et le jaune une substance huileuse à un état de division extrême et combinée à une certaine quantité d'albumine.

On trouve donc dans cette substance alimentaire tous les principes nécessaires à la formation de notre organisme.

Car, outre les substances azotées et les matières grasses, il s'y rencontre les divers sels qui entrent dans la constitution du corps. La quantité d'azote contenue dans l'œuf, à peu près le tiers de son poids, en fait un aliment essentiellement réparateur.

226. La digestibilité des œufs est en proportion du moindre degré de leur cuisson. Un œuf frais et cru se digère très-rapidement. Légèrement cuit et non encore coagulé, la digestion en est très-facile. Les œufs durs ou absolument coagulés sont d'une digestion très-difficile, mais une fois qu'ils sont dans l'estomac ils apaisent la faim pour longtemps. (Beaucoup de personnes en font usage le soir en buvant de la bière. Elles se préparent ainsi un sommeil pénible par une digestion difficile ou incomplète.)

227. On prépare ordinairement les œufs en les faisant cuire dans l'eau, c'est-à-dire à la coque; deux minutes et demie à trois minutes suffisent pour qu'ils soient mollets ou demi-coagulés.

228. On les met sur le plat, on les prépare en omelettes. Sous cette dernière forme ils sont moins digestibles, à cause de l'addition de la graisse. Aussi une omelette, pour être savoureuse et digestible, doit être seulement saisie et repliée sur elle-même. On peut y ajouter des fines herbes, certaines viandes hachées, du fromage, des fruits sucrés. Ces diverses préparations peu coûteuses varieront l'alimentation des familles, en permettant d'utiliser quelques restes qui seraient perdus.

229. Les œufs exposés à l'air libre laissent évaporer au travers de leur coquille une quantité d'eau que M. Payen évalue en moyenne à 3 ou 4 centigrammes par jour. Cette eau est remplacée par l'air dont le contact prolongé avec le liquide intérieur devient la cause de leur décomposition.

230. Un moyen de reconnaître la fraîcheur de l'œuf est donc basée sur sa densité et sur son poids. Si l'on plonge un œuf refroidi et récemment pondu dans le liquide suivant (eau 100, sel 10), liquide d'une densité égale à celle de l'œuf, l'œuf ne s'enfoncera que lentement ; mais s'il contient une grande quantité d'air, signe de son ancienneté, il surnagera. Un œuf frais et plein, plongé dans une grande quantité d'eau bouillante, éclatera par suite de la dilatation de son contenu sous l'action de la chaleur. Dans un petit volume d'eau bouillante, le même phénomène ne se produit pas, parce que la température de l'eau abaissée par le contact des œufs s'élève assez lentement pour laisser suinter une petite quantité de liquide à mesure que son volume s'accroît. (Payen.)

231. L'eau qui doit servir à cuire les œufs doit être pure, car, pénétrant dans l'œuf pendant la cuisson, elle lui donnerait un mauvais goût.

232. L'art de conserver les œufs est de les soustraire à l'action de l'air. Il faut donc rendre la coquille imperméable à l'air. On y parvient en enduisant l'œuf d'une couche d'huile et de cire, ou d'une solution de gomme ou de gélatine fondue.

233. On peut les conserver plus économiquement en les plongeant dans une eau de chaux, et en les gardant dans les vases où ils sont plongés, à température froide et peu variable.

234. M. Payen conseille encore de les laisser immergés dans une solution contenant 10 pour cent de sel marin. Au bout de quelques heures on les retire. Leur coquille se dessèche, et le sel de la solution, en partie absorbé, y reste interposé dans les interstices de la coquille par lesquels l'infiltration a eu lieu.

235. Le *lait* peut être considéré, dans sa composition, comme un aliment complet. Il sert de nourriture unique à la première enfance. Il devait donc contenir les éléments divers de la nature propres à la réparation et au développement du corps ainsi qu'à l'entretien de sa chaleur. Au delà de l'enfance, il devient l'accessoire utile d'une bonne alimentation.

236. Soumis à l'analyse, il contient :

De l'eau ;

Des parties solides qui se décomposent ainsi :

Beurre, partie grasse essentiellement calorifique ;

Caséine, matière azotée réparatrice. Sucre de lait ;

Matières extractives : Matières colorantes jaune et rouge, qui contribuent à entretenir la coloration des organes ;

Matières aromatiques qui en rendent le goût plus agréable, et stimulent l'appétit ;

Des sels fixes et terreux, utiles à la solidification des organes, à la digestibilité de l'aliment.

237. Divers aliments tirent leur origine de ce liquide :

1° Le petit lait;
2° Le lait écrémé;
3° Le lait non écrémé;
4° La crème;
5° Le lait caillé;
6° Le beurre;
7° Le fromage;
8° Le fromage à la crème.

238. Dans le lait de vache, celui le plus ordinairement employé dans l'alimentation, et qui diffère peu des autres espèces de lait, l'eau représente la majeure partie du lait.

Sur 100 parties,

L'eau est pour.	86,40
La caséine	4,30
Le sucre de lait	5,20
Beurre	3,70
Matières colorantes et aromatiques . .	Traces
Sels divers.	0,40

239. Vu dans son ensemble, le lait forme un liquide opaque, d'une blancheur légèrement jaunâtre. Cette opacité et cette couleur sont dues à l'émulsion grasse de la crème contenant les globules du beurre et de la caséine dans la masse du liquide légèrement mucilagineux qui tient en dissolution la presque totalité des autres substances (1).

(1) Examiné au microscope, la crème paraît composée d'une infinité de petits grains ronds ou globules d'un volume très-

240. Pour constater la bonne qualité du lait, c'est-à-dire sa richesse en crème, il faut le laisser reposer dans un vase transparent. Les matières grasses plus légères que l'eau s'élèvent petit à petit à la surface. A mesure que la crème se forme ainsi, la couche supérieure devient plus opaque et plus jaunâtre, tandis que le liquide sous-jacent est plus translucide et présente une teinte d'autant plus bleuâtre qu'il retient moins de globules de beurre.

241. Pour apprécier l'épaisseur de la couche de crème et par conséquent la richesse du lait, divers instruments ont été inventés. Nous indiquerons le plus simple, qui peut servir à juger par approximation de la valeur du lait. Il suffira de prendre un verre à bière d'un demi-litre. On collera à l'extérieur une bande de papier sur laquelle on aura tracé une échelle divisant la hauteur totale du verre en 100 parties égales. La crème étant montée à la surface, on note le nombre de centièmes qu'elle occupe. On trouvera dans le bon lait de 15 à 20 degrés.

Cette opération très-simple pourra, dans les fermes, servir à comparer la qualité du lait des différentes vaches ou l'influence de certaines rations alimentaires sur la qualité du lait des mêmes animaux (Payen).

242. On se rendra également compte de la richesse du lait en le coagulant ou le caillant quinze ou vingt minutes après qu'il a été extrait. Le coagulum

variable, mais infiniment petits, composés à l'extérieur d'une couche caséuse et albumineuse, et, à l'intérieur, d'une matière grasse; le beurre.

se formera immédiatement sous l'action d'une minime quantité de *présure* (voir nº 275) à la température de 25 à 30° centigrades, ou d'une addition de vinaigre. Toute la partie butyreuse sera fixée dans le caillé, duquel on laissera sortir graduellement tout le petit-lait devenu limpide.

243. Les diverses variations de la température, chaleur, électricité, produiront plus lentement ces phénomènes; aussi allons-nous examiner les moyens de conserver le lait, avec toutes ses qualités, pour les besoins journaliers.

Disons de suite à quoi est bon le petit-lait : contenant le sucre de lait qui y est en dissolution, il fermente facilement par la présence de ce sucre; c'est un aliment essentiellement respiratoire. Dans certains pays du Nord, le petit-lait aigre sert de boisson fermentée. Il est d'ailleurs d'une digestion facile, mais il est légèrement laxatif.

244. On reconnaîtra encore la bonne qualité du lait en le faisant bouillir. Il ne devra pas changer d'aspect et produira, à mesure de son évaporation, des pellicules qui se renouvellent à mesure qu'on les enlève. Ces pellicules, nommées *frangipane,* ont un goût agréable par l'arôme qu'elles retiennent.

245. Le lait d'une vache qui vient de mettre bas a un goût fade et se coagule ou tourne à l'ébullition. Il en est de même des vaches laitières atteintes de maladies.

246. Si le lait n'est point extrait régulièrement et

lorsqu'il s'est passé un jour entre la dernière traite et la nouvelle, le lait est moins riche en crème. Mais si l'extraction est continuée, la richesse du lait est plus grande.

247. La nourriture des animaux exerce aussi une action très-notable sur la qualité de leur lait. Les vaches nourries en liberté, c'est-à-dire en bon air, dans des prairies naturelles à herbes fines, variées, et aromatiques, donnent un lait riche et parfumé. Lorsqu'elles sont nourries à l'étable, il convient de leur donner une alimentation variée, foin sec et légumes sains et frais, tels que carottes, betteraves, pommes de terre. Les légumes d'une odeur désagréable, tels que les choux, oignons, navets, transmettront à leur lait une odeur spéciale et répugnante.

248. Les vaches laitières devront être tenues proprement, leur étable bien aérée. Il faut que ces édifices aient au moins trois mètres et demi de hauteur sur quatre mètres de largeur pour un seul rang de vaches. Pour l'aération, ouvrir pour 10 bêtes, pendant la nuit, un châssis de 50 centimètres carrés, garni, au lieu de vitres, de toile métallique, car s'il faut éviter le froid nuisible à la sécrétion du lait, il faut également éviter que ces animaux respirent un air vicié et impropre à la respiration.

249. Pour conserver le lait, il faut le préserver de la fermentation qui se forme sous l'influence de l'oxygène de l'air.

On peut détruire l'effet de cette fermentation par

l'ébullition qui, répétée chaque jour, prolonge la conservation du lait.

250. On y parvient d'une manière moins coûteuse en abaissant la température du lait aussitôt qu'il a été extrait; il suffit de plonger les vases qui le contiennent dans l'eau de puits, ou dans une auge où l'eau froide se renouvelle.

251. Lorsque le lait voyage, ce qui a lieu maintenant par les chemins de fer, pour l'approvisionnement de villes, on maintient les vases qui le contiennent complétement remplis; on plonge dans ces vases un cylindre contenant de la glace, lequel cylindre est adapté au couvercle. Ces vases en fer-blanc, de forme cylindrique, peuvent être ajustés entre deux montants en bois, au milieu desquels ils s'ajustent par un tenon entrant dans un trou percé au milieu du montant. Ainsi disposé, on peut de temps en temps faire basculer le vase de lait, afin d'empêcher l'ascension et la formation de la crème.

252. Les vases qui servent à la traite et à la conservation du lait peuvent être en grès, en faïence, en porcelaine, en verre, en fer-blanc, en cuivre étamé. Il faut s'abstenir des vases en cuivre pur, en zinc, en fer galvanisé, en plomb, en métaux qui pourraient s'oxyder par l'acidité développée dans le lait qui y aurait séjourné trop longtemps. Il se formerait des sels doués de propriétés nuisibles.

253. L'eau introduite dans le lait pour en augmenter le volume et le poids est le liquide employé le plus communément dans un but coupable. Pour masquer la coloration bleuâtre que donne l'addition de l'eau lorsqu'on a enlevé une partie de la crème, quelques laitières ajoutent, pour ramener au blanc jaunâtre, de l'extrait brun de chicorée, du caramel, de la teinture de pétales de souci, du jaune d'œuf. Cette addition se reconnaît en faisant cailler et égoutter sur une toile le lait soupçonné. Le petit-lait limpide que l'on reçoit renferme la matière colorante et a une teinte jaune.

254. Pour épaissir l'eau employée à la falsification, on y a introduit une solution de matières gommeuses, de farine d'amidon, de dextrine, de son, de riz. L'introduction de ces substances peut se reconnaître par la coagulation du lait à l'aide de vinaigre, le petit-lait en reste chargé ; ou à l'aide de l'iode, qui donne au mélange une coloration violette (1).

255. L'aspect et la coloration particulière du lait peuvent indiquer sinon une falsification, au moins une altération particulière. C'est ainsi que le lait rosé renferme du sang dont la présence dans le liquide est dû à une maladie (2).

256. Le lait passé au bleu ou au jaune provient d'une vache malade ; la présence d'une infinité d'animalcules qui se multiplient rapidement et colo-

(1) Cette dernière opération ne peut guère être pratiquée que par un chimiste.
(2) M. Lepage de Gisors.

rent en peu de temps le bon lait a été signalée par M. F. Fuchs.

257. La falsification consistant à introduire dans le lait des détritus de cervelles d'animaux n'a jamais été constatée. D'ailleurs, la rapide fermentation de ces substances aurait immédiatement trahi leur présence.

258. Au reste, dans les grandes villes, où ont lieu les fraudes, le meilleur obstacle à y opposer sortira de la concurrence. Le rayon d'approvisionnement s'étend chaque jour par la facilité des transports et, par conséquent, les prix doivent diminuer et diminuent déjà sensiblement.

259. Le *beurre,* globules gras du lait, s'isole et s'obtient par le battage du lait dans divers appareils plus ou moins perfectionnés, employés chez les petits éleveurs ou dans les grandes fermes. Selon que cette opération est plus ou moins bien faite, le lait retient plus ou moins de petit lait et de caséum ; il faut l'en dépouiller entièrement, pour le conserver frais.

260. Le beurre frais participe des qualités du lait dont il provient. Il en conserve l'arôme. C'est un aliment délicat et agréable dont le goût et la digestibilité dépendent de la valeur du pâturage où la vache qui le produit a pris sa subsistance. Le beurre est encore d'autant plus digestible qu'il est associé à d'autres substances alimentaires. Il entre d'ailleurs dans un grand nombre de préparations de substances dont il favorise la cuisson.

261. Pour le *conserver*, il faut le soustraire à l'air et le dépouiller des ferments qu'il contient encore. Ces ferments sont le sucre de lait passant à l'état d'acide lactique, la caséine décomposée, l'eau même dont on s'est servi pour le laver.

262. Le procédé le plus ordinaire consiste à faire chauffer le beurre à feu nu, ou au bain-marie, à la température de l'eau bouillante, jusqu'à ce que l'air interposé se dégageant ait amené à la superficie une partie de la matière caséeuse coagulée, qu'on enlève à l'écumoire, tandis que l'eau et le surplus des matières caséeuses se déposent au fond du vase (Payen). Ce beurre perd l'arôme qui le caractérise et sert seulement à diverses préparations culinaires.

263. Voici un nouveau procédé indiqué par M. Berlin comme étant très-pratique. Le beurre frais doit être malaxé dans un linge en toile doublé d'une étoffe de laine, puis pressé fortement pour extraire l'eau du beurre et le petit-lait; ensuite on l'enveloppe entièrement de papier albuminé. Pour cela, on prend des blancs d'œufs qu'on bat à l'état de neige, et auxquels on ajoute pour chaque œuf, un gramme de sel marin et un demi-gramme de sel de nitre. Dans ce mélange bien intime, on trempe les feuilles de papier bien séchées auparavant, puis on dessèche encore fortement après le trempage, en se servant d'un fer à repasser.

Le beurre ainsi enveloppé de papier albuminé bien desséché se conserve frais pendant des mois et même des années, pourvu qu'il soit placé dans des lieux bien secs et surtout bien aérés. On peut, du reste, le préserver de l'humidité au moyen de chlorure de calcium.

264. Le beurre frais pétri, après qu'il a été bien égoutté, avec le sel sec et en poudre fine au poids de 4 à 8 pour cent du poids du beurre, conserve encore, quoiqu'en moindre proportion, l'arôme de la crème. Il peut par conséquent servir au double usage du beurre frais et du beurre fondu. Pour le garder longtemps il faut le fouler exactement dans un pot de grès neuf, et lorsqu'on s'en sert, l'enlever par couches horizontales et le recouvrir d'eau salée pour éviter le contact direct de l'air.

Le goût suffit pour distinguer les qualités supérieures ou inférieures du beurre frais, parce qu'il conserve l'arôme de la crème dont il est extrait. Sa coloration à l'état ordinaire est blanc jaunâtre.

265. Quant à ses altérations naturelles, elles proviennent de la fermentation du petit-lait dont le beurre n'a pas été purgé. Du moisissement provenant des appareils tenus malpropres. Dans ces cas il a un goût de moisi facile à distinguer.

266. Le beurre a été falsifié par l'introduction d'une bouillie de pommes de terre cuites, de fécules de haricots, de farines, de craie. On reconnaît ces substances en faisant chauffer une certaine quantité du beurre suspect par son goût et sa coloration, au bain-marie à une température de 50 degrés. Le beurre devient complétement liquide et la pâte de pommes de terre, la farine, la fécule, la craie, plus lourdes que le liquide gras, se précipitent au fond du vase.

267. La saveur et l'odeur désagréables du suif peuvent suffire à indiquer la présence de ce corps dans le beurre.

268. Diverses substances végétales colorantes, telles que le suc de carotte, les pétales de souci, destinés à colorer légèrement en jaune un beurre trop blanc, peuvent se signaler par le goût particulier qu'elles lui communiquent.

269. Les sels de plomb, comme la céruse, introduits dans le beurre, produiraient un véritable empoisonnement. L'autorité fera constater, par expert, cette falsification criminelle.

270. De petites taches bleues indiqueraient que le beurre a été en contact avec du cuivre mal étamé. En cette occurrence il faut s'abstenir de faire usage de ce beurre.

271. Le beurre introduit dans les substances alimentaires qui manquent de graisse, ou ajouté à celles qui y existent déjà, rend ces substances plus agréables au goût, diminue leur consistance, et rend plus flexibles, plus assimilables les parties fibreuses et durcies.

272. Dans les diverses préparations culinaires où elles sont employées, les graisses, le beurre préviennent une adhérence aux parois des vases et empêchent les mets de *brûler*.

273. En contact direct, dans un vase de métal étamé, avec le feu nu, les matières grasses brunissent bientôt, prennent un goût âcre, empyreumatique, qui, mené trop loin, communiquerait aux substances ultérieurement introduites un goût désagréable. Mais émulsionnées promptement avec de l'eau et du bouillon, elles deviennent stimulantes; cet état s'appelle *roux*.

274. Le *fromage* est un mélange, en proportion variable, de caséine coagulée et de beurre, provenant d'un lait écrémé. Comprimé avec force, il est dur, translucide et jaunâtre, couleur qu'il doit au beurre qu'il renferme (Becquerel).

275. Pour obtenir le fromage, on introduit dans le lait une portion de l'estomac du veau, appelée présure ou caillette ; sous l'action de cette présure, la matière caséeuse se sépare du lait. Lorsque le petit-lait est limpide, on reprend toute la matière caséeuse, on la presse, on l'égoutte. On la presse de nouveau fortement pour en exprimer toute la sérosité ou petit-lait, si on veut avoir un fromage dur, destiné à être conservé.

276. On a aussi les fromages frais et non salés, fromages blancs, qui doivent être mangés immédiatement ; ces fromages sont doux, nourrissants et digestibles.

277. En y ajoutant du sel, on obtient les fromages frais et salés (fromages de Brie, de Marolles, de Herve). Ils subissent un commencement de fermentation, et sont recouverts d'une couche de moisissure, s'augmentant de plus en plus selon leur ancienneté, qui les sépare de l'oxygène de l'air. Ces fromages sont plus stimulants.

278. La masse de matière caséeuse soumise à la presse et au feu qui fond et répartit également le beurre, donne le fromage de Gruyère, de Hollande, de Chester. Ces fromages sont plus stimulants et ne conviennent qu'à de bons estomacs.

Le fromage de Roquefort, très-excitant, est un fromage mou, salé et fermenté, dont la masse est en totalité décomposée.

279. Le fromage ne présente à l'alimentation humaine qu'une ressource très-secondaire. Composé de matières grasses unies au caséum, il est d'une digestion difficile, fatigue et irrite l'estomac. De plus il provoque, quand il est ancien et très-fermenté, une irritation de l'arrière-bouche qui amène et provoque le sentiment de la soif. En ce dernier cas il a l'inconvénient de pousser à boire; aussi, au cabaret, les ivrognes ne s'en font-ils pas faute. Mais son véritable usage, en petite quantité, est de servir de condiment et de rendre plus sapide et plus digestif le pain qu'il accompagne. C'est en tout cas un mets dont on peut se passer.

280. Le fromage, ou plutôt le lait dont il a été

extrait, est souvent falsifié avec les mêmes substances que nous avons indiquées.

La poudre de brique et d'autres poudres rouges servent à donner à la croûte l'aspect de celle des vieux fromages (M. Norbert Gille).

Lorsqu'il est putréfié, moisi, farineux, attaqué par les vers et leurs larves ou les acarus, il devient sans valeur, ou plutôt il contracte des propriétés délétères.

CHAPITRE XIV.

ALIMENTS TIRÉS DU RÈGNE VÉGÉTAL. — ALIMENTS FÉCULENTS. — CÉRÉALES.

281. Les substances végétales contiennent trois éléments importants, qui sont : la *fibrine* végétale, contenue dans le *gluten* et dans le suc de beaucoup d'autres végétaux spontanément coagulables; l'*albumine* végétale, partie soluble et coagulable des sucs végétaux; la *caséine* végétale, partie soluble de beaucoup de légumineuses, incoagulable par la chaleur, coagulable par les acides.

282. Ces trois principes immédiats sont des aliments azotés, donc réparateurs et nutritifs ; leur digestion s'opère de la même manière que celle de l'albumine, de la fibrine, et de la caséine animale.

283. En plus de ces principes, les végétaux contiennent l'amidon (fécule amylacée), de la dextrine, de la glucose (sucre), des huiles végétales, des sels. Ces diverses substances, moins les sels, servent à entretenir la chaleur du corps en formant les aliments respiratoires (voir n° 55).

284. On comprend sous la dénomination de *céréales* (dons de Cérès, déesse des moissons dans la mythologie) le froment, le seigle, le riz, le maïs, l'avoine, l'orge, la farine de pois.

285. Ces différents grains sont réduits par l'action de la meule en une poudre fine, la *farine*. Le blutage la sépare du *son*, enveloppe ligneuse qui retient encore une petite quantité de farine, seule partie alimentaire du grain, quantité estimée, selon la perfection du blutage au maximum à 25 pour cent.

286. Les diverses céréales varient par leurs propriétés physiques et leur composition. Le degré de maturité, la plus ou moins grande densité du grain, sa sécheresse ou son humidité, sa provenance, les procédés de mouture, le mode de conservation, influent sur la qualité des farines.

287. La farine de froment, type principal, séparée du son, contient :

Eau	10,0	
Gluten	11,0	
Amidon	71,0	
Glucose	4,7	
Dextrine	3,3	
Son resté sur le tamis.	0,0	(Regnault).

288. Une farine de bonne qualité est blanche ou

blanc jaunâtre, douce au toucher, s'attachant au doigt et se maintenant en peloton après la pression de la main. Elle est à peine sapide, et très-facilement pénétrable par l'humidité de l'air.

289. La farine inférieure, qui est moins blutée, contient encore du son; elle est moins ténue et ne se soutient pas en masse par la pression. Une plus grande quantité de son lui donne une couleur bise.

290. Plus une farine est riche, c'est-à-dire contient plus de *gluten*, plus elle absorbe d'eau. En moyenne, le gluten est représenté par 28 pour cent dans une farine humide, et 5 et demi pour cent dans une farine desséchée (en totalité les farines contiennent 12, 15 et parfois 18 pour cent d'eau).

291. Le gluten est réparti ainsi dans les farines des diverses céréales :

Farine de froment	18 à 24	pour cent de gluten.
d'avoine	6	id.
de riz .	5	id.
de pois.	4	id.

292. Le gluten est donc une partie de la farine essentielle à connaître. Il y a, pour en constater la qualité et la quantité, une opération facile à exécuter. Prenez dans la main une petite quantité de farine, versez au centre un peu d'eau et faites une pâte consistante et bien pétrie; la pâte faite; laissez couler dessus un filet d'eau. L'eau enlève le sucre, la gomme, l'amidon, et lorsque l'eau sera devenue limpide, la pâte gris-jaunâtre, molle, gluante, élastique, d'une odeur spéciale, qui restera dans votre main sera du gluten.

293. Cette pâte maintenue à l'air, fermente, aigrit; elle servira à faire lever la pâte du pain et à le rendre nutritif.

Analysée, cette pâte contient quatre produits distincts : la fibrine végétale, la caséine, une matière pultacée ou albuminoïde (forme d'albumine) appelée glutinie, une matière grasse ou butyreuse (beurre), enfin du phosphate de chaux, sel inorganique.

294. Les farines peuvent être *altérées* par différentes causes : leur ancienneté, l'humidité et l'électricité de l'air, les corps étrangers et parasites du blé qui n'en ont pas été séparés, les insectes et autres animaux des greniers.

295. Les farines ne se conservent pas longtemps. Elles s'altèrent peu à peu, se décomposent et alors contiennent moins de gluten. Une farine vieille et usée n'a plus de main (nº 288). Elle prend le goût du savon. De plus, pénétrée plus ou moins régulièrement par l'humidité, elle se pique, se tache en noir, elle se sépare en *grumeaux* ou marrons, ce qui arrive également par l'effet d'un orage.

296. Ces farines avariées et réduites en pelotons doivent être écrasées, séchées et mêlées à de bonne farine elles pourront être utilement employées.

297. Pour les *conserver* il faut les mettre à l'abri des influences atmosphériques en les maintenant autant que possible au grenier, à une température toujours égale. Il faut fréquemment déplacer les sacs, les aérer en brossant extérieurement la toile et donner de l'air à la farine en la découvrant. Le reste n'est pas de notre sujet.

298. On *falsifie* les farines de diverses manières; par le *son:* le pain pèse plus, mais nourrit moins; de plus cette farine absorbe plus facilement l'humidité de l'air. Par l'*eau*. Les fraudeurs mouillent le grain avant de le moudre. Il gonfle et augmente de poids, d'où altération rapide (nº 295). Par des farines inférieures, seigle, fécule de pomme de terre, farine de fèves, de pois. Cette falsification n'est pas nuisible, mais devient coupable, si elle n'est pas indiquée par le marchand. D'après M. Chevalier, avec 25 à 50 pour cent de farine de froment, et 50 à 75 pour cent de fécule, on peut faire un pain savoureux et salubre.

299. La farine de seigle ajoutée à celle de froment peut être découverte par le procédé du nº 292. Le gluten obtenu est plus noir, plus visqueux, plus adhérent aux doigts par la farine d'orge. Le gluten est brun-rougeâtre sale, sec, non visqueux, par les farines des légumineuses, fèves, haricots, pois. Lorsque la quantité dépasse 5 pour cent, la couleur, l'odeur savonneuse et la saveur de la pâte faite à l'eau bouillante dénote la présence de ces farines. De plus cette farine ne tient pas à la main (nº 288). Les autres falsifications, telles que celles produites par le maïs, la fécule de pomme de terre, l'ivraie, l'ergot de seigle, le blé de vache, exigent des opérations plus compliquées qui sont du ressort des chimistes. Au reste, les falsifications que nous venons d'indiquer sont les plus communes et aussi les plus faciles à découvrir. Nous ne signalons que pour mémoire l'introduction de la craie et de quelques autres substances minérales ajoutées aux farines pour en augmenter le poids.

CHAPITRE XV.

DU PAIN.

300. Les farines, et notamment la farine de froment, servent à la fabrication du pain, aliment riche en principes nutritifs, et qui est la base de la nourriture des populations européennes.

Avec la farine, l'eau, le levain, le sel en proportions directes, on fait la pâte. A l'aide de la chaleur cette pâte se transforme en pain.

301. Les deux principes essentiels de la farine sont le *gluten* et l'*amidon*. La *farine*, par le *gluten*, devient apte à former avec l'*eau* une pâte élastique et homogène. Le *gluten* agit sur l'*amidon*, il y a alors, avec le concours de la chaleur, production de *matière sucrée*. Le *levain* qui est mêlé à la pâte réagit sur le *sucre* et donne naissance à de l'alcool, de l'acide acétique, du gaz acide carbonique, du gaz hydrogène, et par l'expansion de ces fluides le gluten se soulève en crevasses et multiplie à l'infini les surfaces de la pâte.

302. Le lié, la blancheur et l'élasticité de la pâte tiennent donc à la quantité et à la qualité du gluten contenu dans la farine, et selon la plus ou moins grande humidité de celle-ci (n° 290), à la quantité d'eau ajoutée, quantité qui doit être de 50 à 60 pour cent de son poids.

303. Le *rendement* de la pâte doit donner pour cent kilogrammes de farine 130 kilogrammes de pain blanc, et 138 de pain bis. Ce rendement peut varier selon que la manutention en a été faite dans les ménages ou chez les boulangers. L'avantage reste à ces derniers, si leur industrie est exercée loyalement.

304. Pourtant la quantité d'eau varie suivant les habitudes des localités. A Bruxelles elle est de 47,08 à 47,44 pour le pain de ménage, et de 44,90 à 45,69 pour le pain blanc (M. Norbert Gille). Aussi le pain est-il plus compacte et plus pesant que le pain blanc de Paris.

305. On emploie pour *levain* une petite partie de la pâte conservée jusqu'à ce qu'elle s'enfle et se raréfie par suite de la fermentation spontanée. On dit qu'il est jeune, fort ou vieux, selon le degré de fermentation qu'il provoque. Un bon levain de pâte a une odeur piquante, aigre, alcoolique.

306. En certaines localités, on emploie de préférence la levûre de bière (écume formée à la surface des cuves en fermentation); cette levûre a une teinte jaune chamois, une odeur vineuse sans acidité.

307. Le *sel* rend le pain savoureux, à la dose de 0,0057.

308. Il n'est pas de notre sujet de décrire la manutention du pain, nous n'avons à donner que des indications utiles à tout consommateur afin de reconnaître la bonne au mauvaise qualité du pain (1).

309. La pâte étant donc terminée et levée, modelée en forme selon les usages, est soumise à l'action du four. Si la chaleur est trop élevée (250 à 290° environ) la pâte est saisie brusquement, elle durcit à la surface, alors la mie est molle, gluante et moisit en peu de jours. La chaleur moyenne du jour sera de 100 degrés centigrades au moment de l'enfournement (2).

(1) Toutefois nous devons faire mention du pétrissage mécanique, substitué au pétrissage à bras. L'emploi du *pétrin mécanique* rend la pâte mieux liée, exempte de malpropreté, et supprime le travail si fatigant des ouvriers dits *geindres*. Les nouveaux fours *aérothermes*, c'est-à-dire à air chaud, sont un grand progrès. Ils donnent à la cuisson une régularité parfaite; et de plus, il y a une grande économie dans le combustible. Les pétrins mécaniques et les fours aérothermes employés à Bruxelles, à la boulangerie économique de la rue des Tanneurs, doivent être introduits, partout où par association on voudra obtenir une panification régulière et une diminution sensible dans les prix.

(2) La température du four sera d'ailleurs réglée par les

310. La durée de l'enfournement sera en raison du volume. Un pain de 2 kilog. (4 livres) séjournera 55 minutes, et dans un pain bien cuit la croûte représentera le tiers du poids.

On reconnaîtra qu'un pain est bien cuit, lorsque le pain frappé avec les doigts, par une chiquenaude, résonnera; et lorsque l'on saisira un fragment de la mie, elle devra repousser comme un ressort.

311. Les pains retirés du feu devront être rangés sur des étagères de bois, à jour, afin de faciliter l'évaporation et le refroidissement. Si on les enfermait tout chauds, selon l'usage des paysans qui se hâtent de les serrer dans la huche, l'évaporation ne se faisant pas, le pain resterait humide et moisirait vite.

312. L'évaporation du pain enlève de son poids; un pain d'une livre perd en un jour 62 grammes ou 2 onces. Il faut connaître ce fait, lorsque l'on fait peser un pain, car le déchet pourrait ne pas être la faute de la manutention, mais le résultat du temps donné au refroidissement.

313. Le son introduit dans le pain attire l'eau et maintient le pain plus longtemps frais, mais aussi le pain se conserve moins et moisit plus vite. De plus il constitue un déchet quant à la valeur nutritive.

314. Le pain frais et chaud se digère difficilement; les parties agglomérées deviennent compactes et les

habitudes. L'essentiel est que la cuisson soit conduite graduellement.

indigestions en sont très-pénibles. Le pain sec altère très-vite, car il absorbe les mucosités de l'estomac.

315. Le pain comme aliment contient les deux principes : réparateur et respiratoire (calorification). Longtemps on a cru qu'il pouvait suffire à l'alimentation normale; il n'en est rien, car les deux principes n'y sont pas en équilibre.

316. Si un homme se nourrissait uniquement de pain, voici ce qui arriverait.

On estime que l'alimentation quotidienne d'un adulte doit contenir :

310 grammes de principe respiratoire ou calorifique,
130 » » réparateur ou plastique.

Or 100 grammes de pain contiennent :

8 grammes principe réparateur,
30 » » respiratoire.

Il faudrait, pour donner 130 grammes de principe réparateur, 2 kilogrammes de pain.

Mais il y aurait 553 grammes de principes calorifiques, ce qui constituerait un excédant de 445 grammes, d'où chaleur excessive et réparation incomplète.

La farine de *seigle* fait un pain un peu bis, mat, gras, d'un goût et d'une odeur agréables. Ce pain se conserve frais pendant sept à huit jours. Dans ce but, on ajoute dans le pain de ménage, un huitième de farine de seigle.

317. Le pain d'*orge* se dessèche plus vite, il est épais, collant, mais nourrit bien.

318. Le pain d'*avoine* est un pain grossier, mais sain, presque aussi nourrissant que celui de froment.

319. La *fécule de pomme de terre,* devenue très-chère, n'entre plus dans la fabrication du pain de campagne. Elle le rendait d'ailleurs compacte, pâteux et gras.

320. La moisissure, *altération* spontanée du pain, est constituée par des végétaux microscopiques, envahissant presque simultanément toutes les parties de la masse. Ils varient de couleur; ils sont d'un gris soyeux, d'un beau vert, d'un jaune orangé, d'un rouge vif. Ceux de couleur verdâtre naissent surtout à la suite du séjour du pain dans un lieu humide, les autres par la moisissure interne, même dans un lieu sec. Ces moisissures ont une odeur fade, repoussante, analogue à celle des champignons. On a de nombreux exemples que le pain moisi peut être un véritable poison.

321. Les farines avariées (nos 249 et suiv.) peuvent servir à fabriquer du pain de mauvaise qualité. Le pain alors présente les dangers que nous avons signalés.

322. L'ergot de seigle, particulièrement, produit un empoisonnement qui détermine ou des convulsions, ou la gangrène des membres. La farine de seigle, avant d'être employée, devra donc être examinée avec soin.

Si une personne éprouve des malaises et des accidents divers après l'usage du pain, et si l'on constate sur ce pain des taches ou points violacés, il faut immédiatement provoquer un vomissement abondant (émétique, un grain dans un verre d'eau) et une purgation (huile de ricin 2 onces). Le médecin fera le reste.

323. La craie, le plâtre, la terre blanche, la porcelaine introduits dans la pâte rendraient le pain friable et se décéleraient au contact de la dent. En délayant la mie et versant dans le mélange quelques gouttes d'un acide, il y aurait effervescence par la présence de la craie, du plâtre.

324. Le sulfate de cuivre, l'alun, sont souvent employés pour rendre la pâte plus blanche et lui conserver plus longtemps son humidité. C'est une falsification très-coupable et très-dangereuse. Par suite de l'usage du pain falsifié avec le sulfate de cuivre, on éprouve un sentiment de chaleur et comme de brûlure à l'estomac.

Dans ce cas constaté, après vomissement préalable, on donnera au malade de l'eau sucrée, ou de l'eau dans laquelle on aura battu un ou plusieurs blancs d'œufs.

CHAPITRE XVI.

LÉGUMES SECS OU FRAIS.

325. Plusieurs céréales peuvent prendre rang parmi les légumes, lorsque les grains en sont préparés entiers et non réduits en farine par la mouture : tels sont les pois, les fèves, les haricots, le maïs, le riz, les lentilles.

326. Les graines des légumineuses sont plus riches en substances azotées et grasses que les céréales, blé, froment, etc. Elles se rapprochent ainsi par leur pouvoir nutritif des substances animales dont elles sont à peu près l'équivalent.

327. Ce pouvoir nutritif des graines légumineuses peut être apprécié par les proportions d'azote qu'elles contiennent.

Mais ces graines contiennent en outre de la substance amylacée et des sels divers.

328. Les *fèves*, peu usitées en Belgique, devraient cependant être recherchées plus qu'ailleurs, à cause de l'insuffisance des denrées tirées du règne animal. Leur récolte est très-abondante et très-productive au point de vue de la vente.

329. Il y a trois variétés principales.—La 1re variété est grosse, arrondie, très-employée dans les campagnes; elle entre dans l'approvisionnement des navires sous le nom de *gourganes*. La deuxième variété, *fèves de marais*, est plus large, aplatie; une troisième enfin, petite fève, appelée féverole, donnée habituellement aux bestiaux, pourrait être utilement employée en relevant son goût peu agréable avec quelque assaisonnement de graisse animale et d'épices.

330. Son analyse suffit à indiquer sa richesse nutritive :

Amidon, etc.	48,3
Substance azotée (légumineuse).	30,8
Cellulose.	3,0
Matière grasse.	1,9
Substances salines	3,5
Eau hygroscopique.	12,5
	100,0

331. Si l'on compare les diverses proportions des principes immédiats qu'elle contient principalement les substances azotées, avec ceux de la chair de bœuf, on aura la proportion suivante dans 100 parties :

Féveroles, 30,8 = chair de bœuf, 19,90.

332. Pour parvenir donc à faire entrer les féveroles dans la consommation habituelle, il faudrait faire perdre à ces graines le goût grossier qu'elles possèdent. Pour cela ces fèves, ayant été décortiquées et desséchées, seront ramollies, lorsqu'on voudra s'en servir, dans une première eau qui sera jetée lorsqu'en la goûtant on sentira qu'elle est pénétrée du goût des fèves. Ainsi purgées de cette saveur désagréable, et comme on dit blanchies, on les accommodera avec un peu de lard, de graisse ou de beurre. Pour masquer le goût, on ajouterait déjà aux fèves une petite quantité d'une plante herbacée appelée *sarriette*.

Si cela ne donne pas un plat succulent, ce sera toujours un mets, insignifiant comme prix, suffisamment sapide, et surtout très-nourrissant.

333. M. Payen démontre qu'il est préférable, au point de vue alimentaire, de conserver les fèves par décortication (enlever l'écorce à l'état frais) et de les sécher lorsqu'elles sont encore vertes, car les substances azotées dominent dans ces graines ainsi conservées.

Les différences à cet égard représenteraient, relativement aux fèves fraîches ou conservées dans leurs enveloppes, une augmentation de qualité dans le rapport de 24,4 à 29,05, ou de 100 à 115.

334. La graine connue sous le nom de *haricots* comprend plusieurs variétés constituées par leur coloration, un peu par leur arôme et par leur saveur.

335. A l'état frais, et non encore à leur entier développement, ils se mangent avec leur gousse, ou séparés. En cet état, enveloppes et graines contiennent plus de substances digestibles ; séchés immédiatement, ces propriétés diminuent. Voici d'après M. Payen l'état comparatif de la distribution des principes qui les différencient des haricots ordinaires ou arrivés à leur entier développement et séchés à l'air :

	Haricots blancs ordinaires.	Haricots flageolets.
Amidon, matière sucrée.	55,7	60
Substance azotée . . .	25,5	27
Matières grasses. . . .	2,8	2,6
Cellulose	2,9	2
Sels minéraux	3,2	3,3
Eau hygroscopique. . .	9,9	5,1

335 *bis* Les haricots flageolets, conservés comme

on verra plus tard, rendent donc de très-grands services à l'alimentation publique.

Lorsqu'on veut les faire cuire, on les met tremper dans de l'eau très-pure, afin de ramollir leur enveloppe; on pousse ensuite au feu jusqu'à l'ébullition. Il se développe alors un arôme qui rappelle celui de la viande. Lorsqu'ils sont cuits et retirés de l'eau, on peut faire avec cette eau, par l'addition d'un peu de graisse ou de beurre et d'une petite quantité de haricots réduits en purée, un bouillon convenable qui, jeté sur du pain rassi coupé en tranches minces, constituera une soupe excellente et très-nutritive.

336. Souvent, on accompagne la cuisson des haricots par celle d'une pièce de lard, ou de mouton, retirant les légumes lorsqu'ils sont cuits à point, et continuant la coction de la viande jusqu'au point nécessaire. Comme force nutritive, le haricot est comme 13 à 15 de pain seul, ou pain et viande 14.

337. Les *lentilles* se distinguent des autres graines légumineuses par leur forme circulaire et aplatie, par une saveur agréable qu'elles communiquent à l'eau dans laquelle on les fait cuire, eau qui décuple leur volume. Son arôme spécial est moindre dans les lentilles décortiquées, perdu lors de l'évaporation. Il se maintient dans les lentilles sèches. Leur composition est, à peu de chose près, celle des autres légumineuses. Elles se préparent comme les haricots blancs ordinaires dont elles ont la valeur nutritive.

338. Ce que nous venons de dire des fèves, haricots, lentilles, peut s'appliquer aux pois frais et aux pois secs. Il y a deux espèces de ces derniers dans le commerce; le pois parvenu à maturité, desséché à l'air, et séparé de sa gousse. Ce pois est rond, assez gros, jaune-grisâtre.

L'autre, appelé *pois cassé,* est en effet concassé en plusieurs fragments; sa teinte est légèrement grise.

Les premiers ont besoin de tremper pendant quelques heures dans l'eau pour cuire, les autres se ramollissent plus promptement et cuisent plus facilement, ils sont plus agréables au goût. Leur rapport nutritif aux pois frais est de 106 à 100.

339. Les graines des légumineuses peuvent être *altérées* par des vers. Les gourganes conservées en contiennent presque toujours, les pois également. Ces altérations se reconnaissent à la piqûre des vers, à l'amoindrissement du poids. Avant donc de s'en servir, il faut les éplucher, et rejeter toutes les graines qui sont piquées.

340. Conservés dans un lieu humide, ou au moment de la récolte lorsqu'ils sont encore très-pénétrés d'humidité, la fermentation commence et peut aller jusqu'à la putridité. La dessiccation à l'étuve sera souvent impuissante à faire disparaître cette altération. Le goût reparaîtra à la cuisson. M. Payen conseille de s'assurer de cet état en soumettant un échantillon de ces pois à l'action de l'eau bouillante, l'odeur développée suffira à signaler l'état de la graine.

341. Ces diverses graines, fèves, haricots, lentilles

peuvent s'altérer par un excès de dessiccation. Elles sont alors réfractaires à l'hydratation, pourtant elle se fera par une immersion à l'eau froide ou tiède pendant un laps de temps qui ne sera pas moindre que douze à quinze heures.

Le *riz*, céréale importée des pays où sa production est très-abondante, l'Inde, la Chine, et qui sert d'alimentation à peu près exclusive aux habitants de ces contrées, n'est réellement nutritif qu'associé à d'autres aliments riches en matières azotées et grasses. Il ne peut être que d'un usage accessoire en Belgique, où sa culture nécessitant une humidité constante et une insolation très-forte serait plutôt nuisible qu'utile. Sa valeur nutritive, basée sur sa composition en matières azotées, est de 7,05 au bon blé, dans lequel ces substances varient de 22 à 15. C'est donc plutôt un aliment doux et agréable que substantiel. Toutefois, en le cuisant à l'eau avec une vieille poule, ou préparé au lait, on obtient un plat économique et nutritif. Il est d'un prix assez bas pour ne point tenter la cupidité des fraudeurs.

CHAPITRE XVII.

POMMES DE TERRE.

342. De tous les légumes féculents, la pomme de terre possède la fécule la plus pure et la plus riche.

Elle contient en moyenne (Payen) :

Eau.	74
Fécule amylacée.	20
Substances azotées.	1,06
Matières grasses.	0,11
Substance sucrée.	1,09
Cellulose (épiderme et tissu). . .	1,64
Sels divers.	1,56

343. La distribution de ces principes se répartit dans les variétés très-nombreuses de cette plante, suivant les sols, les engrais et les saisons.

344. Parmi les bonnes variétés les plus communes, on cite la pomme de terre ronde oblongue et plate. Les unes blanches ou jaunes, les autres rouges. En Belgique les espèces principales sont les yeux bleus (précoce), les yeux rouges, la corne de chèvre.

345. Sous le rapport de la qualité, les meilleures sont les plus farineuses. Leur peau est rugueuse ou fendillée. D'ailleurs, pour reconnaître leur qualité, on les coupe en tranches minces, on interpose ces tranches entre l'œil et la lumière du soleil, ou d'une bougie, et si la lumière ne se perçoit pas à travers ces tranches, ce sera un signe de leur richesse. Si à la cuisson la pomme de terre est devenue farineuse jusqu'à son centre, ce sera encore un signe de bonne qualité. (V. plus bas, n° 350.)

346. On a exagéré la valeur nutritive de la pomme de terre. A superficie égale on croyait compter sur une production alimentaire quadruple de celle du blé. Mais, comme on peut s'en assurer en reportant les yeux sur l'analyse chimique que nous avons donnée plus haut (v. n° 342), on voit que la quantité de matière azotée ou réparatrice et de matière grasse étant à peu près nulles, comparées à celles données par les diverses céréales, elle ne peut constituer seule un bon aliment; mais en complétant ce qui lui manque par l'introduction des sucs de viande et des graisses animales, et en unissant ces substances à la fécule amylacée qui y est en abondance, elle devient tout à la fois nutritive et digestible.

347. C'est donc à tort qu'on l'a appelée un pain tout fait. Nous avons déjà démontré que la nourriture exclusive de pain, substance riche en azote et plus riche en carbone, était incomplète; à plus forte raison ne peut-on pas employer exclusivement la pomme de terre dans l'alimentation.

348. Pour trouver dans cette substance la quantité nécessaire de matière azotée, il faudrait la proportion énorme de plus de 6 kilogrammes (12 livres). Les intestins seraient très-chargés et la digestion se ferait dans la plus mauvaise condition.

349. La pomme de terre se prête à une très-grande variété de préparations. Toutes consistent à la rendre plus substantielle et plus réparatrice.

350. Le mode de préparation le plus le usité en Belgique, et aussi le plus défectueux, consiste à faire cuire dans l'eau la pomme de terre après l'avoir préalablement épluchée. Privée de son enveloppe, l'eau la pénètre et se charge de fécule qui est perdue ainsi pour l'alimentation. De plus, la peau enlevée emporte avec elle la partie la plus farineuse. En coupant transversalement une pomme de terre, la richesse en fécule va en diminuant de la périphérie au centre. Très-compacte au-dessous de l'épiderme dans un espace de huit ou dix millimètres, elle diminue de densité vers la partie moyenne qui est plus aqueuse et moins féculente.

351. Le procédé le plus simple et le meilleur consiste à utiliser l'eau de végétation en soumettant directement la pomme de terre à la chaleur, soit dans les cendres chaudes, soit à l'étouffée dans une marmite de fonte bien remplie et recouverte d'un linge mouillé.

352. Lorsque l'on veut associer les pommes de terre à un ragoût de viande, ou lorsqu'on veut unir à elles, soit du jus de viande ou des graisses animales, il faut les éplucher, afin que l'épiderme ne s'oppose pas à l'introduction de ces jus et graisses.

353. On peut se borner à *brosser* fortement les pommes de terre dans l'eau, soit avec une brosse en crin dur, ou même avec une brosse métallique (Payen).

En *épluchant*, afin de ménager le cercle le plus féculent, on emploie un couteau portant un appendice en bois qui s'appuie sur la superficie du tubercule et empêche la lame d'entrer au delà d'un millimètre. On doit, de plus, enlever en creusant les œillons du tubercule, surtout s'il y avait un commencement de germination, car c'est particulièrement les germes qui contiennent un principe toxique, la *solanine*, dont l'usage a donné lieu à des accidents.

354. La pomme de terre coupée par tranches, et saisie dans la graisse bouillante (friture), devient nutritive et agréable au goût. On peut manger encore la pomme de terre étuvée, à l'huile et au vinaigre, au beurre frais, ou rôtie dans le jus d'une pièce de boucherie grillée ou rôtie.

355. On fait encore des purées de pommes de terres. Elles se pénètrent ainsi plus complétement des substances animales auxquelles elles sont unies et deviennent ainsi plus nutritives.

356. Tous les ans, dans les premiers mois de la récolte, depuis 1845, une certaine quantité de pommes de terre sont envahies plus ou moins par une affection spéciale qui flétrit leurs feuilles et atteint la pomme même, et qui se constate par des marbrures rousses qui sillonnent surtout la partie la plus féculente de la zone corticale (v. n° 350) du tubercule; ou encore par quelques taches brunes visibles extérieurement.

357. Les parties restées saines peuvent être utilisées, car leur mélange, en petite quantité, avec d'autres aliments n'ont déterminé aucun accident. Il suffit donc d'enlever les parties atteintes. On peut, outre l'épluchage au couteau, faire cuire les pommes de terre à une température de cent degrés. Les parties malades acquièrent une dureté qui permet de les isoler facilement des parties saines qui sont devenues farineuses. Dans une passoire, et en foulant sur elles, les parties saines réduites en farine passent au travers des trous, tandis que les parties affectées restent sur la passoire.

358. Si on n'a pas soin de conserver les pommes de terre dans un lieu sec, de les soustraire à la lumière et surtout aux rayons du soleil, toutes les parties frappées par la lumière prennent par degré, au bout de quinze à vingt jours, une teinte verte qui s'étend jusqu'à l'intérieur, à une profondeur de plusieurs millimètres. Les pommes de terre ont alors un goût âcre et désagréable. Si on les soustrait à temps à cette influence, et qu'on les transporte dans un lieu obscur, elles perdent la teinte verte et l'âcreté. Si on est obligé d'en faire usage ainsi altérées, il faut les éplucher assez profondément, les mettre tremper quelques heures, jeter la première eau et les faire cuire à l'eau avant de les utiliser.

359. Dans les caves humides, surtout au printemps à mesure que la température s'échauffe, les bourgeons se développent, et bien qu'on enlève ces germes en épluchant, les tubercules, lorsqu'on les fait cuire, ont cessé d'être farineux. Les pommes de terre *germées* sont pâteuses, d'une saveur fade et désagréable, et d'une odeur de moisi.

360. Pour conserver les pommes de terre ainsi altérées, il faut les aérer, et au lieu de les garder en tas, les étaler sur des claies en osier, après avoir eu soin d'arracher les pousses. On a recommandé aussi, comme moyen très-efficace, de couvrir le sol de la cave ou du cellier avec une couche de charbon de bois. Cette couche de quelques centimètres arrête la pousse des germes et conserve aux pommes de terre beaucoup de fraîcheur et un excellent goût.

361. La quantité qui entrera dans une ration par jour et par individu, par toutes les raisons que nous avons indiquées (n° 348), ne devra jamais dépasser deux livres, et encore être divisée en deux repas. Une plus grande quantité fatigue, trompe seulement sur la faim en lestant outre mesure l'estomac, et ne donne ni chaleur ni force.

L'équivalent en riz, en fèves, en viande de dernière qualité, quoique d'un poids et d'un volume moindres, est donc de beaucoup préférable. Il faut insister sur cette réforme dans les ménages nécessiteux.

CHAPITRE XVIII.

LÉGUMES FRAIS, FRUITS, CHAMPIGNONS.

362. Les légumes obtenus par la culture potagère ont pour base essentielle le mucilage ou la gomme. Ce produit immédiat, qui ne contient pas d'azote et qui par conséquent n'est point réparateur, est toujours associé à quelque principe amer, sucré, âcre ou acide, qui en est le condiment naturel et en rend la digestion plus facile.

363. Ces produits végétaux, malgré la fécule verte qu'ils contiennent souvent, ne peuvent pourtant servir à l'alimentation que lorsqu'ils sont associés à l'aliment farineux, à des viandes, à des corps gras, animaux ou végétaux, à des acides, vinaigre, à du sucre, etc.

364. Les plus communs et les plus usités sont : la carotte, la betterave, le navet, les salsifis, asperges, panais, laitue, chicorée, épinards, scarole ou endives, mâches, artichaut, haricots et pois verts, *choux*, choux-fleurs, céleri, radis roses ou gros radis noirs.

365. Ces aliments végétaux sont mangés tantôt cuits dans l'eau, tantôt crus. La cuisson les débarrasse souvent de leur âcreté excessive à l'état cru. L'assaisonnement au vinaigre et à l'huile mortifie les feuilles, les pénètre et les rend digestibles. Ces aliments, sans être essentiels à l'alimentation, en varient les effets, et tempèrent l'action trop réparatrice des viandes. Sur mer, le scorbut cesse souvent immédiatement aussitôt qu'un équipage a été mis au régime des végétaux frais.

366. Ces substances, quant à leur prix, varient par diverses causes. L'éloignement des villes et les frais de culture dans les potagers des banlieues en rendent l'usage plus rare. Ils sont à plus bas prix dans les campagnes où ils font partie de la nourriture quotidienne.

367. Les lieux où on conserve les légumes verts doivent être à l'abri de l'humidité et de la lumière excessive. Ils doivent être largement ventilés ; on peut, lorsque le lieu est clos, dépouiller l'air de son humidité en déposant à diverses distances des vases contenant du *chlorure de calcium*, sel très-avide d'eau. Pour économiser ce sel, lorsqu'il est complétement dissous par l'humidité, cette solution peut être recueillie et évaporée à siccité dans un lieu chaud et sec. Le chlorure se cristallise de nouveau et peut servir à de nouvelles opérations.

368. Il faut se garder de coucher pendant la nuit dans un magasin de verdure fraîche qui est clos, car les feuilles vertes décomposent l'air et le rendent impropre à la respiration.

369. Le mucilage, la gelée végétale (pectine), le sucre, l'eau, divers acides, des arômes divers, constituent les *fruits*.

370. Les fruits desséchés séjournent plus longtemps dans l'estomac que les fruits frais, ceux-ci étant mûrs plus qu'à l'état vert. Leur valeur nutritive est en rapport du temps qu'ils restent soumis à la digestion. Les fruits verts, âcres et acides, à peine attaqués par l'estomac, passent dans les intestins qu'ils irritent. Leur usage prolongé peut donner lieu à des inflammations et à la dyssenterie. On doit, en tout état de choses, manger des fruits mûrs avec grande réserve.

371. Les fruits les plus nourrissants, surtout lorsqu'ils sont secs, sont les figues, les raisins, les prunes. Les moins nourrissants sont : les oranges, les groseilles, les fraises, les framboises, les mûres, les pêches, les pommes, les poires.

372. On détruit l'acidité de certains fruits frais par l'addition du sucre. Quelques espèces sont rendues plus digestibles par la cuisson directe; les pommes au feu. Ou par la cuisson à l'eau, *marmelades* ou compotes. L'eau les dépouille de leur goût acerbe. Le jus des groseilles, des framboises, sucré à poids égal, sucre et jus, et tenu à un feu doux soutenu pendant quelques heures, se transforme par le refroidissement en gelée ou *confiture*. Elles se conservent et sont très-digestibles. C'est une bonne provision pour l'hiver.

373. D'autres fruits ont pour base, outre la fécule, l'huile, liquide gras végétal, légèrement odorant, d'une saveur faible. Les fruits ou graines ainsi composés s'appellent aliments oléagino-féculents. Ces fruits ou graines à l'état frais sont moins digestibles. Les plus usités sont : les noix, les noisettes, les amandes douces (voir n° 404).

374. Le *champignon* est bien plutôt un aliment qu'un assaisonnement. Contenant une grande quantité d'azote et même une sorte d'osmazôme (Londe), il est très-nutritif : mais ensuite, par la densité de ses fibres végétales, il est très-indigeste.

375. Parmi les nombreuses variétés de champipignons, il y en a qui contiennent un poison excessivement dangereux.

Il y en a même quelques-uns qui deviennent vénéneux quand on tarde à les cueillir.

376. Lorsqu'on récolte des champignons, il faut les inspecter, et rejeter ceux qui ont une odeur puante, un goût âcre et amer, ceux qui viennent dans les cavernes, les lieux humides, les trous d'arbres pourris ou sur les charognes, ceux dont la chair est très-molle et verdit quant on la casse. Ces signes sont souvent insuffisants, et si l'on n'a pas l'œil très-exercé dans le choix des champignons, il faut s'abstenir.

377. Sur les marchés de la Belgique, à Bruxelles notamment, on met en vente des champignons de couche, l'*agaric des prés, la morille.* Outre ces espèces, on trouve encore la *coulevrée,* la *fonge* ou *bolet,* l'*hydne* et l'*helvelle,* et à l'état sec l'*agaricus deliciosus.*

378. Les champignons se mangent cuits. On les dépouille après les avoir jetés dans l'eau bouillante, et on les associe à une sauce quelconque. Quand ils sont très-grands, on peut les faire mariner dans l'huile, saler et poivrer fortement et les faire cuire sur le gril ou à la poêle.

379. L'*empoisonnement* que causent les champignons vénéneux est dans beaucoup de cas suivi de la mort ; les symptômes observés consistent en vomissements, sensibilité vive du ventre, soif ardente, et bientôt à ces premiers accidents s'en joignent de plus graves encore. Il y a stupeur, défaillances, assoupissement profond (coma) ou convulsions, délire, serrement des mâchoires, roideur des membres, pouls et battements du cœur à peine perceptibles.

380. A ces accidents il faut opposer avant tout un vomitif, l'associer à quelque sel propre à exciter l'action de l'estomac, ainsi :

Emétique.	4 grains (2 décigrammes)
Sulfate de soude (Sel de Glauber) .	demi-once (16 grammes)
Eau tiède	2 litres.

On fera boire cette solution tiède et par verrées plus ou moins rapprochées jusqu'à évacuation. Il y aura alors vomissement, rejet des champignons non digérés, et soulagement immédiat.

Si après l'évacuation, qu'on pourrait entretenir par une mixture faite avec l'huile de ricin et le sirop de fleurs de pêcher, auxquels on ajoutera quelques gouttes d'Hoffmann et que l'on donnera par cuillerées, les divers symptômes que nous avons indiqués se manifestent successivement, il faudra calmer les douleurs de l'estomac et du ventre par de l'eau avec blanc d'œuf, eau de riz, eau coupée avec du lait. Ces divers liquides seront aromatisés avec l'eau distillée de fleurs d'oranger, de mélisse, de menthe. Mais ce traitement exige l'intervention du médecin. Ce qu'il y a seulement à faire en attendant sa venue, c'est de débarrasser l'estomac par le vomissement.

381. Il faut *bien se garder* d'employer l'eau salée, l'eau vinaigrée, l'eau même, avant l'expulsion des champignons, le principe vénéneux se dissolvant rapidement dans ces liquides.

CHAPITRE XIX.

CONDIMENTS OU ASSAISONNEMENTS.

382. Le *sel* (chlorure de sodium), extrait de l'eau de mer (sel marin) ou des mines de sel gemme, est un des principes constituants de notre économie ; il y en a près de 5/000 dans le sang.

383. Le sel est un condiment indispensable à l'homme, et sans lequel la digestion s'effectuerait mal. Certaines substances seraient indigestibles, sans lui.

384. En trop grande quantité, il stimule l'estomac, le pharynx et la bouche, et déterminant une irritation légère de la muqueuse il provoque la soif.

En trop petite quantité, la digestion est languissante. Les huiles, les fécules amylacées ont besoin du sel pour être assimilées.

La quantité de sel que l'homme doit consommer en 24 heures, mélangé aux aliments, est estimée de 12 à 30 grammes (Barbier). Il donne de la force, de la vigueur, favorise l'embonpoint et convient aux constitutions faibles et délicates (Plouvier).

385. L'eau augmente le poids du sel; l'aspect humide, l'humidité qu'il cède au papier gris dans lequel on le délivre quelquefois, suffisent souvent pour condamner la marchandise (Norbert Gille).

386. D'autres sels se trouvent souvent mêlés au sel comestible, par fraude ou par accident, notamment l'alun, qui ajouté au sel marin le rend plus dur : ces additions ne pourront être constatées que par un chimiste.

387. Des argiles, ou terres blanches, et d'autres matières insolubles dans l'eau ont été ajoutées au sel marin : comme elles sont insolubles dans l'eau, tandis que le sel est soluble, on peut reconnaître leur présence.

388. L'odeur de poisson, odeur ammoniacale, dénoncera des sels qui ont servi à la salaison des morues et qui ont été imparfaitement purifiés avant d'être livrés au commerce.

389. Le *poivre*, fruit du poivrier commun, baie noire, ridée, de la grosseur d'un petit pois, contenant une graine blanchâtre et dure, d'une saveur âcre, arômatique et brûlante, desséchée et réduite en poudre ou concassée en petits grains sous le nom de mignonnette, est employé comme condiment.

390. Mélangé avec les aliments, il stimule la digestion des substances qui sans lui ne seraient pas assimilées; par exemple, les choux, les navets. Il faut n'en prendre qu'en très-petite quantité, car outre l'irritation qu'il provoque à la bouche et à l'estomac, il a une action générale qui détermine la chaleur à la peau, de l'ardeur dans l'émission des urines, et une accélération de la circulation.

391. Ce qui s'applique au poivre s'applique aux clous de girofle et à la *muscade* dont on abuse en Belgique.

392. Le poivre est souvent vendu mélangé à des substances qui lui ressemblent; on reconnaît la falsification au défaut de saveur, ou à un goût différent de celui qu'il doit avoir.

393. Les feuilles de *laurier*, le *genièvre*, le *thym*, qui doivent leurs propriétés à des huiles essentielles, communiquent aux aliments un arôme agréable, stimulent doucement les fonctions digestives.

394. La *moutarde* contient une huile essentielle qui en fait un des assaisonnements agréables et utiles. Cette huile essentielle contient du soufre en proportion assez considérable, elle est douée d'une grande âcreté. C'est en raison de cette âcreté qu'il faut n'employer la moutarde qu'en petite quantité. En cette condition elle facilite la digestion d'un grand nombre de substances alimentaires.

395. Le *raifort*, l'*ail*, l'*oignon*, la *ciboule*, l'*écha*-

lotte sont de la même nature que la moutarde et, employés avec modération, sont de bons condiments.

396. Le *vinaigre* provient le plus communément de la fermentation du vin. Il y a alors production d'acide acétique. D'autres vinaigres sont moins usités, ils sont fabriqués avec le sirop de fécule, le suc de quelques fruits, les céréales germées, le bois. Le jus de citron peut être assimilé, comme effet, au véritable vinaigre.

397. Les vinaigres se digèrent difficilement ; ils peuvent même déranger, interrompre ou retarder la digestion des autres aliments.

Dans l'estomac, ils concourent à la dissolution de certains principes immédiats, tels que la fibrine, la caséine.

398. Lorsque le vinaigre est pris en petite quantité et mélangé aux aliments, il réveille l'appétit et tempère la soif.

399. Le vinaigre est antiseptique, c'est-à-dire qu'il sert à empêcher la décomposition de diverses substances. Il est donc employé à conserver quelques végétaux, tels que les cornichons, concombres, gousses vertes de haricots, graines de capucines, etc. ; en outre, par son action dissolvante sur la fibrine, il diminue la consistance des viandes que l'on y fait mariner.

400. Le vinaigre ne fait pas maigrir, c'est un préjugé qui a fait beaucoup de victimes. Son usage en excès, répété journellement, produit une irritation vive de l'estomac, et comme l'on ne peut plus digérer, la maigreur est la conséquence du dépérissement général.

401. Il faut bien se garder de mettre les mets assaisonnés avec du vinaigre, les eaux vinaigrées, les substances acides, en contact avec les divers métaux qu'ils attaquent. Il faut se servir, pour les salades, de couverts en bois ou en corne, de vases de porcelaine. L'étain même peut être attaqué par le vinaigre.

402. La moindre *falsification* du vinaigre consiste à l'étendre d'eau. Son peu de saveur suffirait à faire reconnaître la fraude.

L'acide sulfurique est employé fréquemment pour remonter du vinaigre passé. Ce vinaigre rend les dents rugueuses au contact de la langue. Tout vinaigre qui produira cet effet devra être soupçonné et soumis à l'examen d'un chimiste.

En général, on fera bien de se défier d'un vinaigre à très-bas prix et en même temps très-énergique.

403. Les diverses espèces d'*huiles*, d'origine animale ou végétale, sont fréquemment employées comme condiments.

Les huiles les plus communément employées sont les huiles extraites des semences et des fruits d'un grand nombre de végétaux. Leur odeur est généralement nulle, leur saveur douce, leur couleur très-variable ; elles sont plus légères que l'eau. Au froid elles se solidifient plus ou moins. Elles sont très-dilatables par la chaleur. « Dans la vente de ces liquides à la mesure, il est important de remarquer qu'en été la mesure d'huile qui devrait contenir 500 grammes n'en renferme réellement que 428. » (M. A. Chevallier).

404. L'huile la plus estimée est l'huile d'*olive;* elle est : verte lorsqu'elle est obtenue à froid, jaune par expression à chaud. La première, qui est connue sous le nom d'huile de Provence, a encore la saveur un peu âpre du fruit; la seconde est douce.

L'huile de noix est d'un blanc verdâtre. L'huile d'œillette est d'un blanc jaunâtre.

405. L'huile, à froid, communique aux aliments des propriétés adoucissantes et un goût agréable; à chaud, comme le beurre, elle devient stimulante, ramollit les tissus animaux ou végétaux, dissocie leurs fibres, et rend les aliments plus digestibles. Seule, elle serait indigeste.

406. Trop vieille, elle rancit. Le goût et l'odeur indiquent cette altération. Cet état causé par la facilité qu'a l'huile exposée à l'air d'absorber l'oxygène, et de produire ainsi un ferment en agissant par l'oxygène sur la matière azotée qu'elle contient en minime proportion, indique qu'il ne faut pas la conserver dans des vases de cuivre ou de plomb, ni la mettre en contact avec des métaux, qui seraient ainsi attaqués. L'huile garderait les oxydes de ces métaux, et son usage produirait des accidents graves.

Les falsifications sont nombreuses, mais ne peuvent être reconnues que par un chimiste.

407. L'*huile* et le *vinaigre* battus ensemble, avec sel et poivre, constituent l'assaisonnement habituel des végétaux qui se mangent crus sous le nom de *salades*. Les végétaux employés habituellement sont la laitue, la romaine, la mâche, le céleri, la chicorée, le cresson de fontaine, le pissenlit qui peut se récolter sans autre frais que la peine de l'aller cueillir au pré, le cresson de jardin qui pousse rapidement dans le plus humble coin de terre. Ces deux dernières plantes conviennent aux personnes disposées aux affections scorbutiques.

Uni à l'huile, le vinaigre la rend digestible; leur association mortifie la fibre végétale et tempère l'âcreté ou le goût des feuilles.

Dans certains pays on fait abus des salades, et surtout on les épice outre mesure, et on les rend encore plus indigestes en épaississant la sauce avec un jaune d'œuf dur. Elles sont essentiellement indigestes pour les estomacs faibles, pour les convalescents, pour les femmes et les enfants. Cependant, si on les associe à des viandes nourrissantes, elles peuvent en atténuer les qualités stimulantes. En tout cas, cet aliment, à cause de l'assaisonnement, et de la culture, est un aliment coûteux dont le prix peut être employé plus utilement.

408. La *choucroute* est un mode de préparation du chou blanc pommé. On le lave, on le hache et on le superpose, dans des tonneaux, par couches alternatives additionnées de sel, de poivre concassé, de clous de girofle, de baies de genièvre. Ainsi disposé, le chou subit une fermentation qui diminue à mesure qu'il s'imprègne de sel et des arômes des diverses espèces.

Cet aliment, qui ne doit être qu'un assaisonnement, nourrit peu, est très-excitant et détermine souvent le dégagement de gaz (effet général des choux). On ne doit pas en faire un usage habituel. Néanmoins la choucroute, préparation peu coûteuse, à condition d'être employée peu fréquemment et d'être associée à une viande, comme le porc, peut rendre quelques services dans les ménages, en variant l'alimentation ordinaire. Elle doit être bien cuite et très-pénétrée de graisse animale, ou de bon beurre.

109. Le *beurre* est employé comme assaisonnement. (V. n° 271.)

110. Le *sucre* est un intermédiaire entre les aliments et les condiments.

Le sucre usité est extrait de la plante étrangère appelée *canne à sucre* ou de la plante indigène appelée *betterave*.

111. Le sucre, pouvant fournir du carbone à la respiration, peut être considéré comme un aliment *respiratoire*. Il est quelquefois difficile à digérer seul, et d'autant plus digestif qu'il est mêlé à des matières étrangères. Comme condiment et comme agent de conservation des fruits, le sucre est une substance très-précieuse.

112. En trop grande quantité il peut être nuisible ; pris modérément, il est avantageux, et tous les efforts de l'industrie qui tendent à diminuer son prix, auront pour effet d'enrichir l'alimentation publique.

La *cassonade* ou sucre brut est inférieure au sucre épuré et cristallisé. Elle est souvent humide, ce qui augmente son poids.

113. Le sucre est l'objet de diverses fraudes. Il doit être blanc. Tout autre coloration indique qu'il a été imparfaitement purifié.

L'eau, qui le rend friable et qui se dénote à l'aspect même, a pour but d'augmenter son poids.

La craie, le plâtre, les farines servent à augmenter son poids et à altérer sa qualité.

114. Ces dernières sont souvent employées pour fabriquer des dragées et bonbons à bas prix.

Il faut se garder de donner ces bonbons, même de bonne qualité, en trop grande quantité aux enfants. Ils ne les digèrent pas. De plus, les substances colorantes employées pour les parer ont souvent produit des accidents graves, de véritables empoisonnements. La police communale surveille cette fabrication et fixe la liste des substances végétales colorantes inoffensives qui peuvent être employées par les confiseurs.

CHAPITRE XX.

DES BOISSONS. — EAU POTABLE.

115. Les boissons peuvent se diviser en boissons aqueuses, boissons alcooliques ou fermentées, boissons aromatiques.

116. L'*eau*, en tout cas, y entre pour la plus grande part, car elle est indispensable à la nutrition des animaux; tantôt contenue dans les fruits, les légumes, les tissus animaux, elle agit en dissolvant, en désagrégeant ou en délayant les diverses substances nutritives, et surtout comme boisson seule ou unie à d'autres liquides, elle répare les déperditions aqueuses de l'économie qui ont lieu par les urines, les sueurs, etc.

117. L'eau potable est composée chimiquement de deux parties d'hydrogène et d'une partie d'oxygène. Pour être légère et digestible elle doit contenir des substances gazeuses : 1° l'air atmosphérique, et pour se l'incorporer l'eau doit être agitée fréquemment. L'eau chaude ou tiède est lourde, parce que l'ébullition en a chassé l'air acquis; 2° de l'acide carbonique en petite quantité rendant l'eau plus excitante.

Elle contient aussi des substances minérales, telles que le carbonate de chaux, la silice, le sulfate de chaux. Pour que les eaux soient potables, le poids total de ces substances ne doit point excéder 13 grammes 1/2 à 25 grammes pour 500 litres. Dans certaines rivières, il s'élève jusqu'à 51 grammes.

La proportion est un peu plus grande dans les eaux de sources. Elle est considérable dans les eaux de puits qui, très-chargées, privées d'air, contenant souvent des matières organiques, sont impropres à la nutrition.

418. Quand ces substances minérales dépassent certaines proportions dans les eaux potables, on dit qu'elles sont *crues* ou *séléniteuses* ou *gypseuses*. Elles dissolvent mal le savon (vulgairement *cailleboter le savon*); elles ne cuisent pas les légumes secs; lorsque ces eaux, auxquelles on a confié des haricots, fèves, lentilles, etc., sont soumises au feu, elles déposent sur ces graines un dépôt terreux qui empêche le liquide de les pénétrer. Les eaux de sources sont fréquemment dans ce cas. Elles donnent souvent après l'évaporation un résidu de 26 à 34 centigrammes par litre. Les eaux de puits donnent généralement un résidu encore plus pesant. Le poids en est quelquefois de 50 centigrammes à 2 grammes par litre.

419. Les eaux de sources ou de rivières, conservées dans des fontaines, des citernes, des réservoirs peuvent s'altérer par la fermentation putride des matières organiques qu'elles contiennent, animales ou végétales. Elles ont alors un goût désagréable.

420. Les eaux de pluie, moins chargées de sel, dont elles ont été dépouillées par leur évaporation et par leur plus grande aération en se réduisant en gouttes dans leur chute, sont généralement recueillies dans des citernes. Elles s'y altèrent par un séjour trop prolongé, lorsqu'elles ont entraîné avec elles des matières organiques végétales qui s'y développent. On ne s'en aperçoit qu'au goût lorsqu'on les extrait ; mais si on les laisse reposer quelque temps à la lumière, dans une carafe par exemple, elles *verdissent*.

421. De plus, si elles ont passé sur des métaux, le zinc, le plomb, le cuivre, soit des toitures, des gouttières ou des conduits, elles oxydent ces métaux et entraînent ces sels dangereux. Les sels de plomb sont les plus dangereux, car ils s'accumulent lentement dans l'organisme, et à un certain moment manifestent leur action toxique.

422. On doit donc proscrire l'usage des eaux suspectes par les contacts qu'elles ont subis, par leur provenance, surtout lorsque leur écoulement est voisin, pour les puits par exemple, des cimetières, des piscines à résidus dangereux ; les eaux stagnantes des marécages sont également dangereuses.

423. En quelques circonstances, on peut remédier aux inconvénients de ces eaux par la *filtration* et la *clarification*.

Les matières limoneuses se déposent presque totalement lorsqu'on a laissé reposer les eaux pendant 24 heures. Il convient néanmoins de les filtrer dans des fontaines de pierre poreuse à travers lesquelles elles s'épurent.

On fait encore, ce qui est mieux, des filtres de sable ou de laine.

Si les eaux sont soupçonnées de contenir habituellement des matières organiques, il convient d'employer le charbon de bois en grain. Le charbon ayant la propriété de s'emparer, ou des matières organiques ou gazeuses à odeur désagréable. Le charbon absorbant en grande quantité et rapidement, doit être souvent renouvelé.

424. Voici d'ailleurs les caractères des meilleures eaux potables (Payen) : « Une eau potable de bonne qualité doit être limpide, fraîche, sans odeur, incolore, exempte de saveur fade, salée ou styptique ; elle est aérée, dissout le savon sans former de précipité opaque, et cuit bien les légumes secs. »

425. Eau *gazeuse* : L'eau chargée d'acide carbonique qu'on y produit artificiellement donne des résultats avantageux ; elle tonifie la muqueuse gastrique et stimule doucement l'estomac.

Pour un litre d'eau, mettez dans une bouteille d'un litre :

Bi-carbonate de soude. . .	8	grammes.
Acide tartrique.	10	»

Versez l'eau, bouchez immédiatement, et maintenez le bouchon par une ficelle. Laissez reposer à plat un quart d'heure.

CHAPITRE XXI.

BOISSONS FERMENTÉES.

426. On désigne sous le nom de boissons fermentées, la bière, le cidre, le poiré, le vin, les eaux-de-vie, etc.

Nous nous occuperons particulièrement de la BIÈRE qui est la boisson du pays.

427. La nature ou plutôt la qualité de la bière varie suivant les habitudes locales, le mode de fabrication et suivant les conditions atmosphériques des lieux où on la conserve en tonnes, en bouteilles, et des caves dans lesquelles elle se débite au jour le jour.

428. En fait, les bières sont obtenues par une infusion, soit d'orge ou de froment germés, très-légèrement torréfiés, que l'on mêle avec une infusion de houblon, et auxquelles on fait éprouver la fermentation alcoolique. (Voir 439.)

429. Fabriquée dans les meilleures conditions, la bière d'orge apaise la soif. Suffisamment houblonnée, la bière d'orge ou de froment stimule l'estomac, surtout si elle est franchement et fortement alcoolique (environ 6 à 7 d'alcool pour cent dans la bière forte). La bière est également alimentaire, car on trouve que dans la bonne bière (faro de Bruxelles), il y a une matière extractive et nutritive, composée de substances non-azotées analogues au sucre et à l'amidon, et de substances azotées, telles que le gluten, équivalant à une once et demie de pain pour un litre de liquide (M. La Cambre, M. Payen).

130. Les variations de la température exercent une influence fâcheuse sur la bière. Elle se conserve difficilement et passe très-rapidement à l'état acide. Dans les bières inférieures peu houblonnées, l'acide représente 24 pour cent, équivalent à sept onces et demie de vinaigre. Cette proportion peut même aller jusqu'à huit.

Une condition essentielle pour composer une bonne bière, c'est que l'eau soit exempte de toutes matières animales putrescibles, qu'elle soit limpide et bien clarifiée. C'est un préjugé de croire qu'on emploie à Bruxelles, avec succès, l'eau putride de la Senne. On préfère généralement l'eau de puits, même légèrement séléniteuse. La chaux qu'elle contient aide à la clarification.

131. M. Payen a donné un type d'une bonne bière forte, alcoolique et nourrissante. Voici sa composition pour un litre :

Eau.	947,00
Alcool	4,50
Dextrine, glucose et substances congénères	41,60
Substances azotées	5,26
Sels minéraux.	1,84
Principe amer, essences aromatiques (quantité indéterminée).	
	100,00

132. Les bières de Bruxelles et de Louvain sont les plus célèbres du pays.

A Bruxelles on consomme plus spécialement trois bières, ou plutôt une seule qui serait la bière type : c'est la *lambic*, bière double, fabriquée avec deux tiers d'orge et un tiers de froment et contenant 6 à 7 p. c. d'alcool ; on l'étend d'eau pour faire la *bière de mars* qui ne marque que 2 à 2 1/2 au plus d'alcool.

Le *faro* est le produit de mélanges combinés suivant le goût et les habitudes des consommateurs, et s'obtient par l'union de la lambic et de la mars, avec certaines additions et manipulations qui constituent le talent de l'opérateur.

La bière de mars légèrement houblonnée, point acide, est suffisamment stimulante et alcoolique pour servir aux repas ; de plus elle est à bas prix et accessible aux petites bourses.

433. Les bières légèrement acides, ou s'acidifiant rapidement à l'air, attaquent les métaux avec lesquelles on les met en contact. C'est surtout par la fréquence du rapport entre le liquide épanché et les surfaces oxydées que l'intoxication se produit. C'est ce qui arrive avec les conduits des pompes, les bacs, les comptoirs, les robinets en plomb, en cuivre ; l'étain même n'est pas soustrait à l'action corrosive de l'acidité. D'après M. Poinsot, dans un alliage d'étain qui contient, sur cent, 10 à 18 de plomb et 90 à 82 d'étain, le plomb est attaqué.

434. Il est urgent que la police des communes interdise l'usage des appareils en métaux, et prescrive des appareils en verre ou porcelaine. La ville de Paris et celle de Lille ont adopté cette mesure toute dans l'intérêt de la santé publique (1).

435. L'usage immodéré des bières fortes, et surtout des bières acides produit des effets désastreux. Chez les uns des indigestions répétées amènent l'inertie chronique de la digestion ; chez d'autres il provoque des inflammations de l'estomac et des intestins. Chez quelques personnes nerveuses, à force de surexciter l'appareil nerveux gastro-intestinal, il occasionne des gastralgies (douleurs des nerfs de l'estomac), ou des gastro-entéralgies (douleurs des nerfs, de l'estomac et de l'intestin) très-douloureuses. Ces maladies déterminent promptement un affaissement et un appauvrissement général, par digestion incomplète et nutrition insuffisante. Enfin, il arrête les diverses secrétions et même celle du lait chez les femmes nourrices.

L'ivresse des bières fortes rend lourd, hébété.

436. Nous ne parlerons du *vin*, qui est une boisson de luxe, que pour mémoire :

Le VIN s'obtient en soumettant le jus du raisin à une fermentation plus ou moins avancée. La plus grande généralité des vins se conserve en tonne et

(1) L'appareil, appelé *Pompe Bruxelloise*, déjà adopté par beaucoup de débitants réunit toutes les garanties de salubrité. Son corps de pompe est en porcelaine ; les tuyaux sont en verre, avec manchons élastiques pour le travail dans la cave. Le tuyau aspirateur est muni d'un filtre placé immédiatement au-dessus de la lie de la bière. Le comptoir où elle se débite a une table en marbre avec vases ou robinets en porcelaine d'où jaillit la bière. (Cet appareil est approuvé par le conseil supérieur d'hygiène publique.)

mieux en bouteille et s'y améliore. Les vins sont blancs ou rouges. Les premiers sont plus excitants, les seconds plus toniques. Coupé avec de l'eau, ou pris en petite quantité, le vin convient aux convalescents, aux constitutions appauvries. Une bouteille de bon vin vieux vaut mieux souvent que des drogues devenues inutiles.

437. On connaît sous le nom de CIDRE, une boisson qui est faite avec le jus de la pomme ou des poires, soumis également à la fermentation. On fait peu usage de cette boisson en Belgique et on fait bien, car la bière lui est bien supérieure. Le cidre vieux, âpre à la bouche, est acide, et a tous les inconvénients que nous avons signalés pour la bière altérée. Le cidre doux ou jeune, est sucré et pris en quantité excessive irrite les intestins (Voir nº 370).

438. Les divers liquides sucrés qui ont subi la fermentation alcoolique, sont distillés afin d'en obtenir de l'*alcool*.

439. On obtient ainsi des *alcools* ou *eau-de-vie* qui varient en qualités selon qu'ils proviennent du vin, du cidre, du grain, de la pomme de terre, de la fécule, des betteraves, des cerises (kirsch), du riz (rack), du sucre de canne (rhum), des baies de genièvre (schiedam).

440. L'alcool identique dans tous ces liquides est pourtant caractérisé par un arôme spécial qui rappelle la provenance.

141. L'usage des alcools est plus nuisible que bienfaisant. Quoiqu'ils agissent comme aliment respiratoire, capable de produire de la chaleur, on peut parfaitement s'en passer, car le bien-être passager qu'ils procurent, seulement pris en petite quantité, est bientôt suivi d'un abattement prolongé. Aussi, l'usage immodéré de l'eau-de-vie est-elle une conséquence du premier abus qu'on en a fait. L'ivresse de l'alcool est encore plus funeste que celle du vin. Elle amène rapidement un délire passager qui répété conduit à la folie, à tous les accidents signalés déjà. (Voir n° 21.)

CHAPITRE XXII.

BOISSONS AROMATIQUES.

142. Ces boissons s'obtiennent par infusion. Le café et le thé servent à ces infusions qui sont actuellement devenues d'un usage habituel, autant pour l'agrément que pour l'utilité.

143. Le *café*, graine du caféier, est soumis à la torréfaction (brûler le café). Cette opération donne au café son arôme et sa saveur.

144. L'infusion de graines de café, préalablement torréfiées et réduites en poudre, doit être préparée avec soin, dans des vases de porcelaine ou de fer étamé. Elle est à la fois nourrissante, tonique et stimulante.

445. La température de l'eau employée à l'infusion doit être modérée. Trop bouillante, elle entraîne des parties amères qui font disparaître l'arôme et dénaturent la saveur. Pour que la saveur et l'arôme soient complets, il faut que la torréfaction n'ait été poussée que jusqu'à la couleur rousse ; en cet état, avec un litre d'eau bouillante, on peut, sur trois onces de café (96 grammes), dissoudre environ une once de substance utile. Si la torréfaction était poussée jusqu'à la couleur marron, la proportion ne serait que de dix grammes. (Ce fait est important à retenir.) Les cafés les plus recherchés sont les cafés Moka, puis les cafés de Bourbon et de la Martinique ; ces derniers sont les plus employés.

446. On ajoute communément du sucre à l'infusion de café. Le sucre facilite la digestion en déterminant une secrétion plus abondante des sucs gastriques. (Voir nos 410, 411, 412.)

447. On mêle l'infusion de café, très-concentrée, au lait dont elle rend la digestion plus facile. Ce mélange doit être, pour former un aliment réel, dans la proportion de 1 de café fort, sur 3 de lait. C'est ce qui n'a pas toujours lieu, car le plus souvent le lait ne sert qu'à blanchir l'infusion et à masquer son amertume.

448. Le café serait resté dans les usages du luxe, si son action s'était bornée à donner seulement cette excitation agréable qui est la conséquence de son usage en petite quantité. Mais on a constaté sa vertu nutritive, et en peu d'années il a pris une place importante dans l'alimentation, notamment chez les peuples du Nord.

On estime qu'un mélange d'un demi-litre d'infusion de café, uni à un demi-litre de lait sucré convenablement, donnerait un liquide alimentaire représentant six fois plus de substance solide, et trois fois plus de matière azotée ou réparatrice que le bouillon (Payen.)

449. Il est loin, pourtant, que le café pris dans le ménage représente la valeur que nous venons d'indiquer. L'habitude est de faire une infusion très-légère, blanchie avec quelques gouttes de lait, et le plus souvent sans addition aucune de sucre. Cette infusion n'a d'autre valeur que de faciliter la digestion de substances plus nutritives, telles que les tartines de pain beurré. Encore l'usage répété de ce mélange non-sucré diminue plutôt qu'il n'excite la production du suc gastrique.

Nous ne pouvons donc pas en approuver l'usage dans l'alimentation quotidienne, et nous préférerons toujours les soupes, bouillons et rations économiques que nous avons indiqués. Habituellement, ce sont les personnes auxquelles cette boisson convient peu qui en font le plus grand usage. Il faut la proscrire pour les femmes débiles et lymphatiques.

150. Pendant les chaleurs de l'été, l'infusion légère à froid est tonique, étanche la soif et diminue les sueurs. Dans les mines, les hauts-fourneaux, les forges, les verreries, l'infusion de café, selon M. de Gasparin, rend plus stables les éléments de notre organisme, ou diminue les déperditions provoquées par la fatigue et l'excessive chaleur. Selon l'expression très-juste de M. Payen, si le café ne peut pas *nourrir* davantage, il empêche de *dénourrir*.

151. Les falsifications du café, soit en grain ou en poudre sont fréquentes. On a imité des grains, en moulant de l'argile plastique; si on les jette sur une pelle chauffée au rouge, ce café factice ne donne ni flamme ni cendre; il durcit, tandis que le vrai café brûle avec flamme et laisse une cendre blanchâtre et légère.

On a aussi fabriqué des grains avec un mélange de 15 parties de café torréfié en poudre et de 85 parties de farine de seigle, de fèves, de gland. Ce mélange mouillé et réduit en pâte est également moulé sous forme de grain. Ce café est plus faible que le vrai, la cassure est granuleuse et il n'est pas revêtu de la petite peau externe qui enveloppe le véritable café. Quelques marchands poussent plus loin la falsification, en mêlant ce faux café à une petite quantité de vrai café dans la brûloire, afin de l'envelopper de l'arôme qui se dégage du vrai café.

152. On falsifie habituellement le café en poudre avec la poudre de la chicorée brûlée. Un moyen simple de reconnaître cette falsification est de projeter dans un vase d'eau une petite quantité de ce mélange. La poudre de café surnagera en colorant à peine l'eau, tandis que la chicorée se déposera au fond du vase et le liquide deviendra brun.

453. La chicorée torréfiée et pulvérisée, appelée *café* de chicorée, qui sert à falsifier le bon café, est employée elle-même pour remplacer l'usage du café véritable, dont elle rappelle sinon le goût et l'arôme, au moins la couleur. D'après M. Payen, à couleur et à densité égales, la solution de chicorée contient beaucoup moins de substances azotées que le café, de plus elle manque de l'arôme et des principes qui rendent le café digestif et nourrissant. Au point de vue de l'alimentation c'est donc une substance inutile; et à celui de l'économie agricole, la culture de la chicorée est coûteuse et doit être remplacée avec avantage par tout autre produit naturel.

454. Si pauvre que soit cette substance, elle est cependant falsifiée; on torréfie des racines encore chargées de terre, on y mêle des débris de bois, de tan qui a servi. En Angleterre on a trouvé des matières animales séchées et pulvérisées, du cinabre, de l'ocre rouge, des pois, de l'orge.

455. D'autres substances torréfiées et pulvérisées, ont également la prétention de remplacer le café : le gland doux, la figue séchée, l'orge brûlée, etc. Tout cela est à rejeter absolument, comme nuisible ou au moins inutile.

156. Le *thé*, feuilles de l'arbre à thé, est employé chez presque tous les peuples du globe.

L'infusion de thé, chaude et sucrée, est nourrissante à un bien moindre degré que celle du café. Elle convient aux estomacs faibles, délicats; mais prise à excès, elle peut devenir nuisible. En petite quantité, elle facilite la digestion. C'est malheureusement une boisson de luxe à cause du prix élevé du thé de bonne qualité et des accessoires tels que lait et sucre que nécessite son usage.

Deux espèces servent habituellement, le thé noir, le thé vert. Le premier est plus riche en principes nutritifs, le second est excitant et d'un arôme plus agréable ; il convient de les mêler dans la proportion de 1 de thé vert sur 2 de thé noir.

157. Mentionnons le chocolat, pâte durcie faite avec la graine ou noix du cacao écrasée, du sucre et quelque poudre aromatique. Le chocolat est d'un aspect huileux, et sa saveur est toute spéciale. On le prend cru, ou cuit dans l'eau ou le lait. Il se digère difficilement; son usage, tout agréable, est, à part quelques cas exceptionnels, parfaitement inutile. Son prix élevé d'ailleurs, le rend inabordable dans les familles qui ne peuvent se donner que le nécessaire.

CHAPITRE XXIII.

RÉSUMÉ.

§ I. En résumé pour que l'alimentation d'un ouvrier adulte, fournissant chaque jour une grande somme de travail, soit salubre et suffisante, il faut que la ration quotidienne contienne toujours :

1° Des *substances azotées* (contenues dans les viandes, dans le fromage, dans le lait, dans les graines du fruit des végétaux).

2° Des *matières amylacées*, *féculentes* ou *sucrées* (que l'on trouve dans les céréales, les pommes de terre, les châtaignes, etc.).

3° Des *substances grasses* et *aromatiques* (qui accompagnent la plupart des aliments provenant des animaux et des végétaux).

4° De l'*eau* et des *matières salines* (notamment parmi ces dernières celles qui font partie des os et de nos propres tissus) (1).

§ II. Aucun des principes immédiats (voir page 19, n° 29) pris isolément, dans le règne animal ou végétal, même uni à l'eau, ne pourrait entretenir la vie.

§ III. Il faudra donc que la ration d'un adulte composée des éléments indiqués plus haut et dont la combinaison, par l'*azote*, fournit à la *réparation* (aliments réparateurs) et par le *carbone* à l'entretien

(1) *Des substances alimentaires*, par A. Payen.

de *la chaleur* (aliments respiratoires), contienne : dans les aliments pris en vingt-quatre heures :

310 grammes de carbone.
20 grammes d'azote renfermés dans 130 grammes de substances azotées.

§ IV. Les aliments devront être variés, car aucune substance ne présente dans l'équilibre établi d'après la connaissance acquise des déperditions et de la combustion quotidiennes, ces quantités d'azote ou de carbone citées plus haut.

§ V. Ainsi pour trouver dans le pain une ration de 130 grammes de substances azotées, il faudra employer 1,837 grammes de pain.

Et pour trouver cette même quantité dans la viande, il faudra employer seulement 619 grammes de viande.

Cependant pour le pain la quantité utile de carbone étant de 310 grammes, il suffirait de 1,033 grammes de pain, d'où dans la ration de pain ou excès de *calorifique* ou insuffisance de principe réparateur et dans la viande pour trouver les 310 grammes de carbone, il faudrait 2,818 grammes de viande, d'où dans la ration de viande, ou excès de principe *réparateur* ou insuffisance de principe *calorifique*.

§ VI. Mais en combinant le pain et la viande de façon à former une ration mixte, en quelque sorte normale on aura :

			Substances azotées.	Carbone.
Pain.	1000 gr.	=	70	300
Viande	286 »	=	60,26	31,46
	1286		130,26	331,46

§ VII. Cette ration pourra être modifiée par le choix de substances propres à rentrer dans les conditions rigoureusement indiquées ici, prises dans le règne animal ou végétal.

Dans le tableau suivant on trouvera les proportions de la composition des divers produits alimentaires usuels, et par de simples règles de proportion on pourra toujours trouver les équivalents du pain et de la viande.

TABLEAU des quantités d'azote, de carbone, de matière grasse et d'eau dans 100 parties de substance alimentaire (1).

	AZOTE	CARBONE.	GRAISSE.	EAU.
Viande de boucherie (sans os).	3	11	2	78
Raie	3,85	12.25	0,47	75,49
Anguille de mer . . .	3,95	12	5,02	79,91
Morue salée	5,03	16	0,38	47,02
Harengs frais	1,83	21	10,03	70
» salés.	3,11	23	12,72	49
Sole	1,91	12.25	0,25	86,14
Limande	2.89	11,50	2,05	79,41
Saumon.	2,09	16	4,85	75,70
Carpe	3,49	12,10	1,09	76,97
Anguille	2,00	30,05	23,86	62,07
Œufs (blanc et jaune ensemble)	1.90	13,50	7	80
Lait de vache	0,66	8	3,70	86,50
Fromage de Gruyère .	5	38	24	40
Fèves	4,50	40	2.10	15
Haricots	3,88	41	2,80	12
Lentilles	3.75	40	2,65	12
Pois	3,50	41	2,10	10
Riz	1,08	43	0,80	13
Pain blanc	1.08	29,50	1,20	36
» de ménage . . .	1,20	30	1,50	35
» de farine de blé dur (Riche) . .	2.20	31	1,70	37
Pommes de terre. . .	0,24	10	0,10	74
Carottes.	0,31	5,50	0,15	88
Figues sèches. . . .	0,92	34	»	25
Café (quantité dans une infusion de 100 grammes)	1,10	22	1.50	»
Lard	1.18	71,14	71	20
Beurre frais	0,64	83	82	14
Bière forte	0,08	4.50	»	90
Alcool pur (à 100° de l'alcoomètre) . . .	»	52	»	»
Eau-de-vie commune .	»	27	»	49
Vin	0,015	4	»	90

(1) PAYEN. Ouvrage déjà cité, page 304.

§ VIII. Les proportions de la ration normale que nous avons établies sont pour un homme très-fort, chargé d'un rude travail. Cette ration pourra par conséquent être modifiée selon l'âge, le sexe, la dépense physique, sous le rapport du dosage, des substances azotées ou réparatrices, ou de celles contenant du carbone, aliments respiratoires.

Aux enfants il faudra plus de carbone qu'aux hommes et proportionnellement, plus de substances azotées.

Pour les femmes le principe réparateur dominera, et il y aura moins de principes calorifiques.

Les hommes brûlent plus de carbone que les femmes.

§ IX. En poids ou en volume, la ration devra être combinée de façon, à réunir sous un volume moyen des principes utiles à la digestion. Ainsi, si on se nourrissait uniquement de pommes de terre, pour trouver la ration normale, il faudrait une quantité qui dépasserait de beaucoup la capacité de l'estomac.

Le poids moyen d'une ration alimentaire sera d'un kilogramme et demi.

Le sel doit être uni aux aliments. La quantité utile sera, selon le goût, la nature des substances, de 12 à 18 centigrammes par jour.

§ X. L'eau introduite comme adjuvant et diluant des substances alimentaires sera suivant la température et l'exercice ou le travail auquel on se livre, de un à deux litres par jour, rarement davantage.

§ XI. Ces doses indispensables à l'entretien de la vie peuvent être contenues dans les diverses boissons alcooliques, fermentées ou sucrées en usage dans les divers pays. En tout cas, dans la ration normale il devra être tenu compte du carbone qu'elles fournissent à la combustion interne (alimentation respiratoire.)

§ XII. Enfin voici une ration normale convenable en tous points au régime du pays et suffisante pour tout ouvrier adulte. C'est en partie celle du soldat belge — en plus la bière.

	Substances azotées.	Carbone.
Pain 750 gramm.	52,50	225
Viande 200 gramm. (sans os). . .	40,	20
Pommes de terre (légume insuffisant) 1000. — (1 kil.)	10,60	100
Café (un demi litre d'infusion) . . .	2,75	65
Bière (un litre).	5	40
	110,85	450

§ XIII. On voit que cette ration (1) s'éloigne peu de celle indiquée plus haut. L'écart en moins pour l'azote, peut être rétabli en substituant les fèves, haricots ou lentilles aux pommes de terre. L'écart en plus pour le carbone, peut être atténué par une diminution dans le pain et en substituant à cet aliment son poids en viande ou autres substances azotées.

§ XIV. L'essentiel est donc de se rapprocher autant

(1) La notion d'une ration normale type, sera surtout utile aux personnes qui voudraient réaliser, par l'association, l'institution si utile des cuisines et fourneaux économiques.

que possible dans le choix varié des substances alimentaires, des condiments et des boissons, des proportions générales qui ont été établies pour servir de type à l'alimentation salubre, complète et économique des classes laborieuses.

CHAPITRE XXIV.

RÉGIME.

I. Les repas doivent être réguliers. Il vaut mieux les diviser, surtout pour les enfants, que de consommer en un seul la ration normale et quotidienne (1).

II. Il convient de manger lentement et de mâcher suffisamment les substances alimentaires, surtout celles de difficile digestion.

III. La quantité de boisson doit être limitée aux quantités indiquées plus haut.

IV. Il faut boire, au moins deux ou trois fois pen-

(1) Deux collations et deux repas plus substantiels.
Collation à 6 heures du matin. Déjeûner à 10 heures. Collation à 4 heures. Dîner à 8.
Sous Louis XII on disait :

Souper à cinq, dîner à neuf (matin)
Souper à çinq, coucher à neuf (soir)
Font vivre d'ans nonente neuf.

Les *gourmands creusent leurs fosses à belles dents.*
(Autre proverbe.)

dant le repas afin de bien imbiber les aliments. Boire en une seule fois après le repas est une mauvaise habitude.

V. Il faut prendre ses repas dans une chambre bien aérée, d'une température moyenne en hiver, et avoir soin de se tenir les pieds chauds pendant le repas et les premiers moments de la digestion. (1)

VI. Il convient de prendre un peu d'exercice avant et surtout après le repas. Cette indication est surtout pour les personnes qui travaillent à l'intérieur. (2)

VII. Il faut résister au sommeil après le repas du jour; et après le repas du soir, ne se mettre au lit que lorsque la digestion est faite.

VIII. Ne pas sortir à jeûn le matin, surtout dans les temps de brouillards, dans le voisinage des marais, de terres nouvellement défrichées.

IX. Substituer, le matin, à l'usage des alcools, de la bière, du vin, une soupe chaude ou du lait chaud avec café et sucre.

X. Au premier dégoût des aliments, faire diète,

(1) Selon un vieux proverbe : *Ventre libre* et *pieds chauds*.

(2) Socrate, philosophe grec, se promenant à grands pas devant sa maison, répondit à un de ses amis qui lui en demandait la cause : « Je me fais une sauce pour mon souper. » Il disait encore : « *Il n'est sauce que d'appétit.* »

c'est le moyen de prévenir un malaise plus grand. Après une maladie, au retour de l'appétit, modérer son alimentation et n'arriver que graduellement à la ration normale.

FIN.

TABLE DES MATIÈRES.

AVANT-PROPOS. v

CHAPITRE PREMIER. *Page* 8 *à* 18.

DE L'ALIMENTATION RÉGULIÈRE ET SALUBRE.

Effet d'une nourriture saine et suffisante. . . . (1) 1 à 4
Condition d'une alimentation salubre.—Qualité, variété, quantité 5
Économie politique. 8
Influence des climats, saisons, âges, exercices sur la quantité alimentaire 9
Économie des familles. 10
Police alimentaire. 11
De l'appétit, de la faim, etc. 12, 13
Économie sociale 14
Valeur, par la variété des subsistances. . . . 16, 17, 18
Boissons, usage, abus. 19, 20, 21
Alimentation normale, alimentation mixte. . 22, 23, 24, 25

CHAPITRE II. *Page* 18 *à* 22.

DE LA NATURE DES ALIMENTS ET DES EFFETS QU'ILS DOIVENT PRODUIRE.

Composition élémentaire des substances. 27, 28

(1) Ces chiffres indiquent les alinéas et non la pagination qui est indiquée à chaque chapitre.

Principes immédiats 29, 30, 31
Aliments réparateurs. 32, 33
Osmazôme 34
Aliments respiratoires 35, 36

CHAPITRE III. *Page* 22 *à* 28.

DE LA DIGESTION.

Mastication, salive. 38, 39, 40
Estomac, suc gastrique, etc. 41, 42
Chyme. 43
Acte de la digestion dans l'estomac et les intestins. . . 44
Suc pancréatico-biliaire 45, 46
Chyle 47, 48, 49
Urée, urine 50

CHAPITRE IV. *Page* 28 *à* 31.

DU POUVOIR NUTRITIF ET DE LA DIGESTIBILITÉ DES ALIMENTS.

Élimination quotidienne . . . . 53 à 55
Du pouvoir nutritif. 56, 57
Digestibilité. 58, 59
Régularité des repas 60
Ordre de digestibilité des substances alimentaires. . . 61
Classement 62, 63

CHAPITRE V. *Page* 31 *à* 34.

CAUSES DE L'ALTÉRATION DES SUBSTANCES ALIMENTAIRES ET DES PRINCIPES SUR LESQUELS IL FAUT S'APPUYER POUR LES CONSERVER A L'ÉTAT SAIN ET UTILE.

Causes d'altération. 66
Oxygène de l'air. 66
Humidité. — Chaleur. 67, 69, 70

Électricité. 71
Émanations putrides 72
Eau organique 73
Densité et caractères chimiques. 75, 76

CHAPITRE VI. *Page* 34 *à* 36.

MOYENS DE CONSERVATION.

Indications diverses 78, 79
Procédé Appert 80
Par température de l'air 81, 82, 83
Par des sels avides d'humidité 83
Par substances antiseptiques 84
Par expression 85

CHAPITRE VII. *Page* 36 *à* 50.

ALIMENTS D'ORIGINE ANIMALE (VIANDES DE BOUCHERIE). NATURE ET EFFET GÉNÉRAL DES VIANDES.

Composition des viandes. 87, 88
Digestibilité. . . . . 89, 90, 91, 92 à 94
Composition immédiate de la chair de bœuf. . . . 95
Qualité des viandes . . . . 96 à 103
— selon l'âge. 104
— selon la nourriture naturelle. . 105, 106, 107 et 109
Bœufs artificiels dénaturés par croisement. 108
Chair de porc, économique. 110
Mortification des viandes 111
Valeur nutritive des diverses pièces de viande . . . 112
Divers modes de débit 113, 114
A Paris, 4 catégories, 4 prix. En Belgique, Bruxelles, catégories et prix 116
Parties animales délaissées à tort. 117
Certaines parties animales moins chères que leur équivalent en pain 118
Consommation de la viande, en France, en Belgique, à Paris, à Bruxelles 119, 120

Ration de viande, suffisante. 121, 122
Pertes. — Déchets. 123, 124, 125, 126
Prix de la ration suffisante. 127
Les ouvriers des villes et campagnes en sont privés. 128, 129
Des moyens d'augmenter la consommation de la viande de boucherie. 130, 131

CHAPITRE VIII. *Page* 50 *à* 64.

DES PRÉPARATIONS ÉCONOMIQUES DES VIANDES DE BOUCHERIE.

Effet général des préparations culinaires . . . 132, 133
De l'ordre de digestibilité des viandes par leur mode de cuisson 134
Le grillage . . . . . , ... 135
Le rotissage. 136, 137
Étuvée 138
Bœuf à la mode 139, 140, 141
Bouillon. 142, 143
Pot au feu 144, 158
Conservation du bouillon . . . . 159 à 162
Bœuf bouilli. 163
Déchet 164
Mouton bouilli. (Tête de mouton bouillie). . . 165, 166
Saveur à rendre au bœuf bouilli 167, 168
Bœuf au gratin, à l'oignon (miroton). 169, 170
En salade 171
Ragoûts de viandes 172
Haricot de mouton, abatis de volaille. 173, 174
Fricadelles, hachis de viande 175

CHAPITRE IX. *Page* 64 *à* 68.

DES PRÉPARATIONS DE VIANDE DE PORC, CHARCUTERIE, TRIPERIE.

Divers emplois de la viande de porc. 176
Charcuterie. 177

Boudin, saucissons, viandes fumées. 178
Accidents par malpropreté des ustensiles 179
— par altérations des viandes. 180, 181
Abats et issues (triperie). . . . . 182 à 184
Gras double à la mode de Lyon 185
— à la mode de Caen 186

CHAPITRE X. *Page* 68 *à* 71.

DU POISSON.

Aliment mixte, valeur nutritive . . . . 187 à 189
Poisson frais 190
Cause de corruption. 191
Influence des eaux sur la qualité. 192
Surveillance sur la vente du poisson 193, 194

CHAPITRE XI. *Page* 71 *à* 74.

DE LA PRÉPARATION ET DE LA CONSERVATION.

La morue salée 196
Autres poissons, salés, séchés et fumés. . . . 197, 198
Trempage et dessalage 199
Morue à la hollandaise 200
Poissons de mer, frais 262
Diverses préparations 202, 203
Hareng frais, son utilité. 204
Poisson de rivière. 205, 206
Accidents attribués à l'usage du poisson fumé et salé . 207

CHAPITRE XII. *Page* 74 *à* 78.

DES HUÎTRES, MOULES, ÉCREVISSES, ETC.

Les huîtres. Époque où elles sont comestibles. . 208, 209
Les moules, leurs altérations. 211
Accidents causés par les moules 212, 213
Traitement en cas d'empoisonnement 214, 215

Préparations des moules. 216
Crustacés. Homards, langoustes, etc. 218
Crevettes, écrevisses d'eau douce. 219, 220
Conservation et altérations des écrevisses . . . . 221 à 223

CHAPITRE XIII. *Page* 78 *à* 94.

OEUFS, LAIT, BEURRE, FROMAGE.

Œufs, valeur nutritive. 224, 225
Digestibilité et préparation. 226, 228
Moyens de connaître la fraîcheur d'un œuf. . . . 229, 230
Conservation des œufs . . . . 231 à 234
Le lait. Son analyse 235, 236
Aliments qui tirent leur origine du lait 237
Lait de vache 238
Crème. (Globules du lait.) 239
Moyens de constater la qualité du lait . . . . . 240 à 244
Le lait modifié par la maladie de la vache 245
Par l'heure de la traite 246
Par la nourriture 247
Propreté des animaux. — Tenue des étables 248
Conservation du lait par ébullition, par refroidissement, en voyage sur chemin de fer . . . . 249 à 251
Des vases qui contiennent le lait. 252
Falsification du lait . . . . 253 à 258
Le beurre. Valeur nutritive, digestibilité . . . 259, 260
Conservation du beurre, beurre fondu, salé, etc. 261, 262
Par le papier albuminé servant d'enveloppe 263
Beurre frais, salé. 264
Altérations naturelles 265
Falsifications . . . . 266 à 273
Le fromage. 274, 275
Variétés et effets du fromage . . . . 276 à 279
Falsifications et altérations du fromage. 280

CHAPITRE XIV. *Page* 94 *à* 99.

ALIMENTS TIRÉS DU RÈGNE VEGÉTAL. — ALIMENTS FÉCULENTS — CÉRÉALES.

Composition . . . . 281 à 284
Farine, son 285
Propriétés physiques des céréales 286
Analyse de la farine de froment. 287
Caractères d'une bonne farine. . . . . 288 à 291
Gluten 292, 293
Altération des farines . . . . 294 à 296
Conservation 297
Falsification 298, 299

CHAPITRE XV. *Page* 99 *à* 105.

Composition du pain. 300
Action physique et chimique dans la pâte 301
Qualité de la pâte. 302
Rendement. 303
Du levain, du sel et de l'eau . . . . 305 à 307
Pétrissage 308
De l'action de la chaleur . . . . 309 à 313
De la digestibilité du pain, chaud ou rassis 314
De la valeur nutritive du pain. . . . . 315 à 317
Diverses espèces de pain . . . . 318 à 319
Altérations et falsifications. . . . . 320 à 324

CHAPITRE XVI *Page* 105 *à* 111.

LÉGUMES SECS OU FRAIS.

Usages des graines légumineuses. 325
Pouvoir nutritif . . . . 326 à 327
Fèves et variétés. 328, 329
Analyse des fèves 330

Comparaison entre les fèves et la viande de bœuf comme valeur nutritive 331
Utilisation des féveroles comme mets économique . . 332
Conservation des fèves 332
Haricots frais ou secs . . . . 334 à 336
Lentilles. Pois verts ou secs 337, 338
Altérations des graines légumineuses 339, 340
Le riz 341

CHAPITRE XVII. *Page* 111 *à* 117.

POMMES DE TERRE.

Analyse. 342, 343
Qualité des espèces et valeur nutritive. . . . 344 à 348
Préparations . . . . 349 à 355
Maladie de la pomme de terre. 356
On peut utiliser les parties saines. 357
Conservation . . . . 358 à 360
Ration normale de pommes de terre. 361

CHAPITRE XVIII. *Page* 117 *à* 123.

LÉGUMES FRAIS, FRUITS, CHAMPIGNONS.

Qualité des légumes obtenus par la culture potagère 362 à 364
Préparations 365
Conditions de conservation dans les magasins de verdure 367, 368
Des fruits. — Composition, valeur nutritive . . 370 à 373
Champignons . . . . 374 à 378
Empoisonnement. Remède. . . . . 379 à 381

CHAPITRE XIX. *Page* 123 *à* 132.

CONDIMENTS OU ASSAISONNEMENTS.

Le sel . . . . 382 à 388
Le poivre 389, 390
La muscade. 391

Laurier, genièvre, thym 392
La moutarde 394
Le raifort, l'ail, l'oignon, la ciboule, l'échalotte . . . 395
Le vinaigre. . . . . 396 à 399
Le vinaigre ne fait pas maigrir 400
Contact du vinaigre avec les métaux. 401
Les huiles 403
Altérations. . . . . 403 à 407
La choucroûte. 408
Le beurre (voir nº 271) 409
Le sucre. Son usage, ses falsifications 413

CHAPITRE XX. *Page* 132 *à* 136.

DES BOISSONS. EAU POTABLE.

Composition de l'eau. 417
Diverses espèces d'eau . . . . 418 à 420
Eaux malsaines. . . . . 421 , 422
Épuration des eaux 423
Caractère d'une bonne eau potable 424
Eau gazeuse. 425

CHAPITRE XXI. *Page* 136 *à* 141.

BOISSONS FERMENTÉES.

La bière. — Composition, fabrication, etc.. . . . 426 à 430
Bière type 431
Bières de Bruxelles 432
Action de la bière sur les métaux 433
Usage immodéré des bières 435
Du vin 436
Du cidre. 437
De l'alcool . . . . 438 à 440
Abus des liqueurs fortes 441

CHAPITRE XXII. *Page* 141 *à* 146.

BOISSONS AROMATIQUES.

De l'infusion 442
Le café. — De l'infusion du café . . . . 443 à 445

Le café au sucre et au lait . . . . 146 à 150
Valeur nutritive du café. 150
Falsification des grains 151
— de la poudre 152
Chicorée torréfiée. 153
Falsification de la chicorée 154, 155
Le thé 156
Le chocolat. 157

CHAPITRE XXIII. *Page* 147 *à* 153.

Résumé. — Ration normale.

CHAPITRE XXIV. *Page* 153 *à* 155.

Régime.

FIN DE LA TABLE DES MATIÈRES

www.ingramcontent.com/pod-product-compliance
Ingram Content Group UK Ltd.
Pitfield, Milton Keynes, MK11 3LW, UK
UKHW020254180726
13839UKWH00001B/314